쑥의 세계

박홍현 · 이성동

머리말

 들길이나 산길을 걷다 보면 너무도 쉽게 볼 수 있는 것이 쑥이다. 우리는 쑥의 종류를 정확히 몰라도 대략 이들이 쑥이라는 것을 안다. 쑥으로 국을 끓이거나 떡을 해먹는 것도 안다. 또 어떤 쑥은 약으로 쓰인다고도 알고 있다. 이렇게 오랫동안 우리 삶의 저변에서 함께 서성이던 쑥은 너무나 서민적이고 대중적이라는데 대체로 수긍을 한다. 그러나 쑥에 대하여 우리가 알고 있는 것은 무엇인가? 너무나 친근해서 잘 알 것만 같지만 실제로 잘 알지 못하고 있는 것이 쑥이다. 구황식물로서 많은 사람의 배고픔을 달래주던 쑥이기에 먹을 것이 넉넉할 때는 눈 밖에 나 있는 것이 쑥의 정체이다. 최근에 자연식품에 대한 기호성이 높아지면서 쑥을 찾는 사람들도 많아졌지만, 한철의 나들이 여가 활동 정도로 밖에 보이질 않는다.

 이런 쑥에 대하여 체계적으로 정리된 글을 볼 수 없는 것이 현실이다. 단편적인 지식이나 약리적 이용을 강조한 책은 보이지만, 쑥 전체의 얼개를 그릴 수 있는 내용을 담은 책이 없어 이에 용기를 내어 보았다.

쑥은 우선 단군신화에 기록되었듯이 우리 민족의 탄생과 밀접한 관계를 가진다. 아주 오래전부터 우리 조상들의 삶에 깊이 뿌리를 내린 것으로 이해할 수 있다. 단군신화의 마늘은 현재의 마늘이 아니라 산마늘로 생각되지만, 쑥은 그때나 지금이나 신화적 식물로 같은 모습을 우리에게 보여주고 있다.

쑥의 장구한 역사는 환경친화적으로 적응하여 진화했기 때문에 그 다양성이 커졌으며 결국 지역별로 다른 모습으로 토착화하였다. 환경에 적응하면서 번식하다 보니 종의 다양성이 풍부하다. 이는 오랫동안 그 지역의 토착 식물로 역사가 깊다는 것을 반증하는 것이다. 그러나 아직도 쑥은 정확히 체계적으로 분류되어 있지 않아 혼란을 일으키는 경우가 많다. 그래서 쑥은 같은 식물에 다른 이름을, 다른 식물에 같은 이름을 붙이는 경우가 허다하다.

쑥이 이렇게 오랫동안 우리와 함께 살아왔다는 것은 환경의 변화에 따른 적응력이 매우 높다는 것을 말해주고 있다. 강수량의 많고 적음, 기온의 높고 낮음, 바람, 눈, 서리 등 기상의 변화에 꿋꿋이 자리를 지켜왔다는 것은 우리 민족의 역사와 닮은 점이 많아 정겹게 느껴진다. 또 지력이나 지형에도 크게 영향을 받지 않는 생존력을 보여준다. 물론 수많은 식물과의 경쟁에서도 스스로를 잘 지켜나가고 있다.

요즈음 특별한 목적으로 쑥을 재배하는 경우도 있지만 아직도 대부분의 쑥은 잡초처럼 자라고 있다. 나쁜 환경으로부터 보호받지도 않고 해충으로부터도 스스로를 지킨다. 오히려 해충을 쫓는 역할을 하기도 한다.

쑥대밭이 되었다는 표현은 옛날부터 사용되어온 말인데 황폐한 땅, 재해를 입은 땅을 말하는데 그 땅에서도 쑥은 자란다. 그 땅에 누가 쑥을 심었는가? 이와 같이 끈질긴 생명력은 민간신앙적 요소를 갖추게 되고 잡귀나 사악한 것으로부터 보호받고자 할 때 쑥을 이용하였다. 쑥에 대한 동서양 간의 인식 차이도 매우 크다. 동양에서는 식품 혹은 약초로 인식하지만 서양에서는 대부분 잡초로 생각한다. 물론 품종의 차이도 있지만, 식량 사정이 다르고 유목생활을 기초로 하는 민족과는 쑥에 대한 개념의 차이가 있을 수밖에 없다.

그래서 우선 쑥을 알고자 하여 쑥에 대한 동서양 간의 언어적 접근을 통해 쑥에 대한 관념의 차이를 알고자 하였다. 또 쑥의 식물학적 특성, 영양 성분, 특수 성분을 조사하여 과연 어떤 성분들이 우리가 쑥을 가까이 두고 싶어 하는지 알아보았다.

쑥이 단군신화의 기록은 물론 고대 식생활에서, 고대 의료에서 어떤 기능을 하였는지, 옛 문인들의 작품에서 쑥이 어떤 모습으로 등장하는지도 궁금하였다. 이런 쑥이 민초의 생활에 깊이 자리를 잡다 보니 많은 전설과 민속에도 쑥이 등장한다. 현대 사회에서도 쑥은 문학작품이나 예술 속에 등장하였지만, 삶의 고난이 옅어지면서 쑥에 대한 기억도 옅어지게 되었다.

서양 문화는 기독교 문화가 주종을 이루고 있다. 기독교 성서에서 쑥이 어떤 모습으로 비추어져 있는지 알아보면 쑥에 대한 서양 사람들의 현대 시각을 알 수 있다. 한때 유럽에서는 향정신성 기능 때문에 압생트 술이 유행하여 많은 예술가들의 기호품이 되었고 일부 예술가들은 그런 취중에 작품을 만들기도 하였다.

쑥이 우리 식생활에 끼친 영향은 너무도 크다. 쑥이 우리의 먹거리 역사에 끼친 영향은 너무 커서 많은 음식에 쑥을 이용한 것을 알 수 있다. 또 피부미용, 건강생활에 쑥이 이용되고 있으며 약리적 특성은 쑥을 민속요법 속에 깊이 자리하게 하고 있다. 이런 쑥이 얼마나 생산되고 어떻게 가공되는지 쑥의 현재 위치를 돌아보고자 하였다.

우리나라 약쑥은 여러 곳에서 생산되지만 강화약쑥이 그중 역사도 깊고 대량으로 생산되고 있다. 그래서 강화약쑥에 대하여는 별도의 장을 만들어 이에 대한 자료를 압축 설명하고자 하였다. 약쑥이기 때문에 약리적 특성과 기능적 역할이 중시되었다. 강화약쑥에 대한 각 자료는 강화군 농업기술센터에서 발간한 서적 등에서 많은 도움을 받았기에 차제에 해당 저자들은 물론 강화군의 약쑥 관련 전·현직 인사 및 종사자 여러분께 감사드린다.

본서의 내용은 새로운 연구결과의 발표나 전문 지식의 홍보나 전파가 목적이 아니며, 오래전부터 널리 알려졌으나 체계화가 되어 있지 않은 각종 자료나 문헌을 수집하여 정리하고자 하였다. 많은 연구자가 훌륭한 연구를 하고 연구결과를 보고한 내용 중 일반화되고 보편화한 자료 중심으로 정리하였기 때문에 앞으로 확실하게 공인된 자료가 나오면 계속 추가 보완하거나 수정하는 작업이 필요할 것이다.

　끝으로 출판 환경이 좋지 못한 요즈음 본서의 출간을 받아주신 광문각출판사의 박정태 사장님과 정성으로 본서를 편집하여 결실을 보게 하여 주신 편집진의 노고에 깊은 감사의 마음을 전합니다.

2013년 가을빛 고운 자태를 보며

엮은이들

글 싣는 순서

제1장 쑥 알기 ································ 11

  1. 쑥 만나보기 ································ 13
  2. 쑥의 어원 ································ 15
  3. Artemisia속(쑥속) 식물들 ································ 21
  4. 쑥의 식물학적 특성 ································ 30
  5. 쑥의 영양 성분 ································ 33
  6. 쑥의 특수 성분 ································ 37
  7. 국내산 쑥의 분류 ································ 42

제2장 쑥과 삶 ································ 51

  1. 쑥과 단군신화 ································ 53
  2. 우리나라 옛 기록 중의 쑥 ································ 60
  3. 쑥과 민속 ································ 75
  4. 쑥과 대중문화 ································ 92
  5. 《성서》 속의 쑥 ································ 104
  6. 압생트 ································ 109

제3장 쑥의 쓰임 ·········· 127

1. 식품으로 쑥의 이용 ·········· 129
2. 피부 미용과 건강을 위한 쑥의 이용 ·········· 143
3. 민속요법 속의 쑥 ·········· 145
4. 쑥의 약리적 이용 ·········· 149
5. 쑥의 종류별 이용 특성 ·········· 167
6. 쑥의 생산과 가공 ·········· 200
7. 세계 쑥의 생산 동향 ·········· 204

제4장 강화약쑥의 세계 ·········· 209

1. 강화약쑥의 기원과 특성 ·········· 211
2. 강화약쑥의 성분 ·········· 218
3. 강화약쑥의 생육 환경과 유효 성분의 변화 ·········· 222
4. 강화약쑥의 생산과 이용 ·········· 224
5. 강화약쑥의 약리 활성 성분 및 약리 효과 ·········· 248

찾아보기 ·········· 262

제1장
쑥 알기

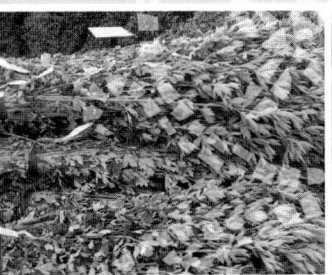
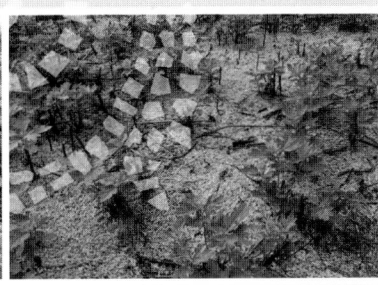
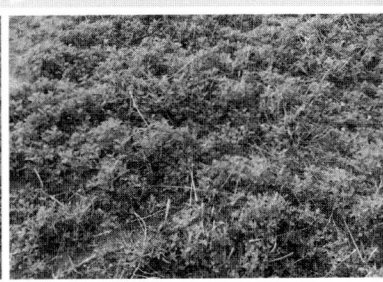

1. 쑥 만나보기
2. 쑥의 어원
3. Artemisia속(쑥속) 식물들
4. 쑥의 식물학적 특성
5. 쑥의 영양 성분
6. 쑥의 특수 성분
7. 국내산 쑥의 분류

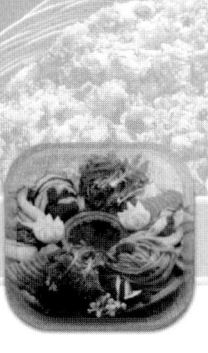

제1장 쑥 알기

1. 쑥 만나보기

쑥을 모르는 사람은 거의 없다. 그러나 쑥을 아는 사람은 많지 않다. 단순히 식용 여부에 국한되어 있는 것이 쑥에 대한 지식의 전부인 경우가 많다. 봄철에 들로 나물을 뜯으러 나가면 다양한 산나물, 들나물들이 있지만 처음부터 쑥만 뜯고자 가는 경우는 적다. 이것저것 나물을 뜯다가 마땅치 않을 때 쑥이나 뜯자 하고 여기저기에 흔한 쑥을 뜯는 경우가 많다. 쑥은 너무 우리 삶에 가까이 있어 친하기 때문에 귀하게 생각하지 않는다. 그래서 구황식물로서의 가치를 강조하였던 것이 역사 속의 쑥이다. 지금은 봄나들이의 한 재미로, 또 건강을 위하여 쑥을 뜯는 경우가 많으나 일시적인 취미 활동 정도로만 볼 수 있다. 쑥처럼 식용과 약용이 분명히 구분된 식물도 찾기 힘들다.

▣ 쑥은 장구한 역사를 가진 식물이다

우리나라의 단군신화에도 기록되어 있지만 그보다 훨씬 전부터 전 세계에 자라고 있었다. 또 많은 양을 구할 수 있기 때문에 식품으로 약으로 우리 민속, 우리 전통에 깊이 뿌리를 내리고 있다. 지금은 세계 농업 국가들이 쑥을 잡초로 분류하여 퇴치하고자 노력하고 있는 것을 보아도 쑥의 전파력과 생명력을 알 수 있다. 쑥의 품종이 세계적으로 얼마나 되는지 정확한 정보를 알 수 없는 것도 장구한 역사 속에 지역적으로 환경에 적응하는 단계에서 환경친화적으로 진화했기 때문에 그 다양성이 커진 것으로 볼 수 있다. 지금도 쑥을 정확히 분류한 보고가 거의 없어 앞으로 쑥의 분류 체계를 정비할 필요가 있다

▶ 쑥은 환경 적응성이 매우 큰 식물이다

지구 상 어느 환경에서도 자라고 있기 때문이다. 건조한 곳, 습한 곳도 쑥은 자란다. 기온이 높거나 낮아도 다른 식물보다는 더 넓은 영역에서 자란다. 높은 곳이나 낮은 곳에서도 잘 자란다. 이와 같이 넓은 생존 영역을 가진 식물은 쉽게 만날 수 없을 것이다.

넓은 생존 영역을 가진다는 것은 다른 식물과 생존경쟁에서도 이길 수 있었기 때문이다. 다른 식물과 경쟁에서 우위를 차지하다 보니 농작물 중심으로 볼 때 잡초임이 틀림없다.

또한, 농약을 뿌리지 않아도 해충으로부터 스스로를 보호한다. 해충이 싫어하는 물질을 분비하여 미생물이나 해충으로부터 자신을 보호한다. 쑥이 벌레 먹거나 병들은 것을 보기가 쉽지 않은 것은 이런 성분을 함유하고 있기 때문이며, 이를 이용하여 모기를 쫓는 데도 이용하였다.

끈질긴 생명력은 민간신앙적 요소를 갖추게 되고 잡귀나 사악한 것으로부터 보호받고자 할 때 쑥을 이용하였다. 더 발전한 것이 신화에 편입되었고 후세에는 생명력보다 신화적 식물로 대접을 받게 되었다.[1]

자연재해나 화재 등으로 피폐해진 땅을 '쑥대밭' 되었다고 표현하기도 한다. 이는 쑥의 강인한 생명력의 표현이다. 누가 심지 않아도 돌보지 않아도 황폐한 땅에서 제일 먼저 자리를 잡기 때문이다. 지금은 일부 지역에서 특별한 목적으로 재배하는 경우도 있지만, 거의 자생적으로 우리나라 어디에나 잘 자란다. 인간은 쑥을 필요로 하지만 쑥은 인간을 필요로 하지 않는다.

2. 쑥의 어원

1) 우리말 사전에 나타난 쑥

쑥은 단군 탄생에서 나오므로 매우 이른 시기부터 우리 겨레와 함께한 식물이다. 뿍의 고음(古音)《능엄경언해, 1461》은 '숙'일 것이다. suku(艾),《滿洲語》. 만주어 suku의 어근 suk과 일치한다. 쑥의 조어(祖語)는 숟〉술〉숡〉숙의 변화일 것이다. 고사리의 사리가 풀, 나물(草, 菜)의 뜻을 지니는데 숙과 동원어(同源語)일 것으로 추정하고 있다.[2]

《한자사전》에서도 쑥을 표현하는 글자가 많이 있다. 우리가 일반적으로 사용하고 있는 艾(쑥 애) 외에도 蓬(쑥 봉), 蘿(쑥 라), 莪(쑥 아), 蔞(쑥 루)가 있어 각각의 어의가 약간씩 다르리라고 생각하지만 현재 흔히 쓰이는 것은 艾(쑥 애)이다. 중국에서 주로 사용하고 있는 蒿(쑥 호)가 있지만 그 외에도 薛(맑은 대쑥 설), 萩(사철쑥 추), 蘩(흰산쑥 번), 蕭(맑은 대쑥 소), 籟(맑은 대쑥 뢰), 荻(개사철 쑥 적) 등이 있어 중국에서 사용하는 글자는 각각의 어의가 분명히 구분되어 있는 듯하다.[3)]

고사성어에 나오는 쑥은 거의 蓬(쑥 봉) 자를 사용하고 있어 '蓬' 자가 과거에 쑥이란 말에 보편적으로 사용되었을 것이라 추정할 수 있다. '蓬' 자는 좋은 뜻이나 귀한 뜻으로 사용하지 않았고 가난하거나 초라한 모습, 또 바르지 않은 모습을 연상할 때 사용하는 경우가 많았다.

- 麻中之蓬(마중지봉) : 삼밭에 나는 쑥이라는 뜻으로, 구부러진 쑥도 삼밭에 나면 저절로 꼿꼿하게 자라듯이 좋은 환경에 있거나 좋은 벗과 사귀면 자연히 주위의 감화를 받아서 선인(善人)이 됨을 비유해 이르는 말.
- 艾年(애년) : 쉰 살. 50세. 머리털이 세어서 쑥 같으므로 이렇게 말함
- 艾老(애로) : 쑥처럼 머리가 하얗게 세었다는 뜻으로, 쉰 살이 넘음 또는 그런 사람을 이르는 말.
- 蓬門(봉문) : 쑥으로 지붕을 이은 문이란 뜻으로, ① 가난한 사람이나 은거하는 사람의 집 ② 남에게 대하여, 자기 집을 겸손

한 뜻으로 이르는 말.
- 蘭艾同焚(난애동분) : 난초와 쑥을 함께 불태운다는 뜻으로, 군자와 소인을 구별하지 않고 처벌함을 이르는 말.
- 蓬室(봉실) : 쑥으로 지붕을 이은 집이라는 뜻으로, ① 가난한 집 ② 자기 집을 낮추어 이르는 말.
- 蓬頭垢面(봉두구면) : 쑥처럼 흐트러진 머리와 때 묻은 얼굴이라는 뜻으로, 겉모습에 그다지 마음을 쓰지 않고 무관심함을 이름.
- 七年之病求三年之艾(칠년지병구삼년지애) : 칠년간 앓는 병을 고치기 위해 삼년간 말린 쑥을 구한다는 뜻으로, 평소에 준비해 두지 않다가 일을 당해서 갑자기 구할 때는 이미 때가 늦음을 이르는 말.
- 蓬生麻中不扶自直(봉생마중불부자직) : 쑥이 삼 가운데서 자라면 붙들어 주지 않아도 스스로 곧아짐.
- 霜蓬(상봉) : 서리에 맞아 시든 쑥이라는 뜻으로, 백발을 비유하여 이르는 말.
- 蓬轉(봉전) : 쑥이 뿌리째 뽑혀 바람에 굴러다닌다는 뜻으로, 정처 없이 떠돌아다님의 비유.
- 蓬蓽(봉필) : 쑥이나 가시덤불로 지붕을 이었다는 뜻으로, 가난한 사람의 집을 이르는 말.[4]

'쑥' 자가 들어가는 속담은 많은 편이 아니나 고사성어의 의미와 크게 다르지 않다.

> 【속담】 쑥 바지도 바람 막는다.
> 쑥대를 엮어서 만든 바지일지언정 충분히 바람을 막는다는 뜻으로, 비록 보잘것없는 것이라도 자기의 몫을 제대로 해내는 경우를 비유적으로 이르는 말. (북한어)
> 【속담】 칠 년 간병에 삼 년 묵은 쑥을 찾다.
> 오랫동안 앓고 있는 이를 간병하다 보면 별 어려운 일도 다 겪게 됨을 비유적으로 이르는 말.
> 【속담】 참대 밭에 쑥이 나도 참대같이 곧아진다.
> 나쁜 사람도 좋은 사람들 속에 있으면 좋은 사람으로 변하게 됨을 비유적으로 이르는 말. (북한어)
> 【속담】 삼밭의 쑥대.
> 쑥이 삼밭에 섞여 자라면 삼대처럼 곧아진다는 뜻으로, 좋은 환경에서 자라면 좋은 영향을 받게 됨을 비유적으로 이르는 말.[5]

우리말에 순하고 어리석은 사람을 '쑥'이라고 하거나 긴 머리털이 마구 흐트러져 어지럽게 된 머리는 '쑥대강이'나 '쑥대머리'라고 하는데, 대강이는 머리를 가리키는 속어이다. '대강이'가 속어일 뿐 아니라 '쑥' 자가 앞에 붙으면 손질을 안 해서 담(머리털의 결)이 나쁜 머리, 자고 일어나 머리를 빗지 않아서 머리털이 잠자지 않고 한쪽 머리가 더부룩하게 일어선 머리 같은 것들을 말한다. 이처럼 백성의 삶에서 쑥이라는 것은 '하잘것없는, 천박한, 다듬지 않은' 등으로 쓰여 춘궁기에 어려움을 극복하게 했던 먹거리치고 대접이 말이 아니다. 결국, 피치 못해서 할 수 없이 먹었던 것이기 때문에 쑥을 보면 어려운 시절이 생각나서 눈총을 받은 듯하다.[6]

2) Artemisia, mugwort, wormwood의 어원

쑥속 식물들을 총칭하는 라틴어 Artemisia는 그리스의 여신 아르테미스(Artemis, 로마신화에서는 Diana)에서 파생되었고 헬레니즘 문화에서는 Artemis가 사냥의 여신, 숲과 어린이를 보호하는 여신이다. 고대의 여신인 아르테미스는 야수들의 주인이었다. 《일리아스 Ilias》에 등장하는 이 여신은 야수들을 사냥하며 동시에 이들을 인간에게서 보호하는 역할도 맡았다. 비단 야수뿐만 아니라 원시적인 자연 전체를 그 상태로 보호하고자 했으며, 여신 자신 역시 야수성을 그대로 간직하고자 애썼다. 그리스어에서 아르테미시아는 순결함을 뜻하는데, 건강한 상태를 일컫는 말로 의미가 확대되기도 한다. 그러므로 아르테미스는 순결한 여신이되 매우 쉽게 분노하는 여신이었다. 따라서 쑥은 아르테미스가 자신이 보호하고 있는 여자들을 위해 내려준 선물이라고 할 수 있다.

고대 의학에서 쑥은 임산부의 해산을 수월하게 하며 특히 여성들의 생리를 규칙적으로 만들어 주는데 유용했다. 특히 압생트쑥은 때가 지나도록 월경이 시작되지 않을 때 이를 촉진하는 월경 촉진제로 활용되었다.

쑥속 식물들을 영어로는 예전에 motherwort라고 불렀는데 이는 '어머니들에게 좋은 것'을 의미한다. 즉 해산을 돕는다. 하지만 다른 뜻으로 felon herb, 즉 독초를 뜻하기도 한다. 낙태약이라는 말이다. 한편, 압생트쑥은 영어로 old woman이라고도 하는데, 이 말만 보아도 시골 여인들이 예전에 이 식물을 어떤 용도로 사용했는지 알 수 있다. 고대 그리스와 로마의 여인들이 그랬듯이 이들도 폐경 현상을 치유하려는 목적으로 이 식물을 사용했던 것이다.

쑥은 사춘기나 폐경기 등 여자의 삶을 나누는 중요한 단계마다 작용해서 이를 원활히 해준다. 아르테미스에게 확실하게 보호를 받는 자는 어린 소녀들이다. 아르테미스가 자신에게 가해진 공격에 대한 복수의 방편으로 아테네에 전염병이 돌게 해서 시민들이 고통을 당하자 여신은 전염병을 물리쳐 주는 대신 아직 월경이라는 저주를 경험하지 않은 어린 여자 아이들을 제물로 바치라고 명령했다. 나이가 많아 폐경에 이른 여자들도 아르테미스에게 바치는 제물로 합당했다. 다른 연령대의 여자들로 말하자면, 달의 여신이기도 한 아르테미스는 달의 영향을 받는 월경을 수월하게 해줌으로써 이들을 보호했다. 여자들의 월경이 불규칙할 때에도 여신은 도움을 주었다. 타협할 줄 모르는 불같은 성격의 여신이 베푸는 이러한 궁휼은 뜻밖일 수도 있으나, 이 역시 증오의 대상인 남성으로 말미암은 수태에서 여성을 해방시켜 주려는 역할의 일환이라고 볼 수 있다.[7]

mugwort는 종종 향기로운 술을 마시는 용기인 'mug'로부터 유래되었다고 주장하지만 그것은 어원에 대한 일반인들의 생각이다. 어원에 대한 다른 근거를 보면 'mugwort'는 습지를 뜻하는 옛 노르웨이어인 'muggi'와 뿌리를 뜻하는 옛 게르만어 'wuertz'에서 유래되었다고 한다. 쑥은 예부터 곤충 특히 나방을 쫓는데 사용되어왔다.

'mugwort'에 대한 옛 영어는 'mucgwyrt'인데 여기에서 'mucg-'는 작은 곤충을 뜻하는 옛 영어인 'mycg'의 변형이라고 볼 수 있다. 또한, 'wort'는 식물, 풀, 뿌리 등을 뜻하는 옛 영어인 'wyrt'에서 유래되었으며, 이는 고대 게르만어 'wurz'와 식물을 뜻하는 고대 노르웨이어 'urt'에 근거를 두고 있다.

 mugwort를 우크라이나에서는 'chornobylnik'라고 부르는데 이는 'Chornobyl'의 버려진 도시를 말하며 우크라이나의 체르노빌(Chernobyl)을 뜻한다. 'Chornobyl'은 흥미 있는 역사를 가지고 있는데 인도-유럽 언어에서 '쑥이 자라는 곳'이란 뜻을 가지고 있다. 일부 다른 해석은 영어 'mugwort'의 'mu-'는 그리스에 'myia'로부터 유래되었으며 'fly, bug'와 같은 뜻을 가지고 있다. 인도 유럽어에서는 'mu-'가 모깃소리의 의성어로부터 유래된 듯하다는 주장을 하기도 한다.

3. Artemisia속(쑥속) 식물들

 Artemisia속 식물의 분류는 매우 어렵다. Asteraceae family(데이지과) 혹은 Compositae(국화과) 식물로 식물들 중에서 가장 큰 속으로 200~400개의 식물이 속해 있다. 수많은 식물이 Artemisia속의 아속, 아종으로 분류되었지만 분자구조의 분석 자료에 의한 것은 아니다. 분자구조가 알려진 것도 그 연관성이 특별히 강하다고 할 수는 없다. 일부 식물군은 이 속의 어떤 종에도 포함되지 않는데 Artemisia속으로 분류하기도 하고 다른 속 식물로 분류된 것이 오히려 Artemisia속에 포함시키는 것이 타당한 것도 있다. 그래서 일부 학자들은 몇몇 속으로 다시 분류하고자 하였으나 DNA 검사 결과 지지를 받지 못하였다. 이는 구세계와 신세계의 식물군이 매우 유사한 것

같지만 다르며, 다른 것 같지만 유사한 경우가 많기 때문이다. 중국의 식물을 분류해 놓은 《중국 식물명집》을 보면 Artemisia속 식물이 386개 나와 있지만, 나라별 서식 식물이 다르기 때문에 서로서로 이름이 알려져 있지 않고 있다.[8]

1) 쑥의 종류와 몇몇 나라의 명명

미국에서 Artemisia속 식물 중 일부만 정리된 것을 보면 종(species)으로 독립 등재된 것도 수백 종이 넘지만 아종(subspecies)과 변종(varietas)이 원래의 종보다 더 많다. 이런 현상은 앞으로 더 심화될 것으로 보이며 아직 찾아내지 못한 것, 발표되지 않은 것, 새로운 변종으로 나타나는 것 등이 있을 것으로 보여 매우 혼란스럽고 정리되지 않은 모습이다.

일반적으로 잘 알려진 종들의 이름은 wormwood, mugwort 혹은 sagebrush로 부르고 있으나 몇몇 종은 tarragon이나 southernwood처럼 독특한 이름을 가지고 있다. 어떤 경우에는 'sages'로 불러 Lamiaceae(차조기과)의 Salvia속 식물인 세이지와 혼돈하기 쉽다.

학술명이 아닌 일반명을 가진 Artemisia속 식물 중에서 sagebrush(사전적 의미를 보더라도 단일 식물이 아니고 세이지와 비슷한 미국 서부 건조 지역에서 자라는 식물군들)란 이름이 들어간 것이 제일 많고, wormwood가 들어간 것이 그 다음이었지만 우리가 흔히 부르는 쑥인 mugwort가 들어간 것이 몇 개 되지 않고 기타

sagewort 등으로 표시된 것이 여러 개가 있으며 wormwood와 sagebrush를 함께 쓰고 있는 경우도 있다.

　세계적으로 보면 지역에 따라 생육 환경이 다르므로 다양성이 당연한 것으로 인정될 뿐 아니라 우리나라 안에서도 쑥에 대한 분류가 명백하지 않다. 같은 쑥에 대하여 지역별로 이름이 다르거나 다른 쑥에 대하여 같은 이름을 쓰는 경우가 있어 이는 쑥을 민간의 삶 속에서 이용한 역사가 길기 때문으로 생각된다. 지금 불리고 있는 명칭이 정확하고 확정적인 것인지, 아직 공식 인정을 받지 못하고 특정 지역이나 특정 집단에서만 사투리로 부르고 있는지도 명백하지 않다.

　【표 1-1】의 자료는 동양적 분류와 많은 차이를 보이고 있어 미국에서 분류한 것이 우리나라 중국의 분류에는 보이지 않고 우리의 분류 체계에 있는 것이 미국 체계에서는 보이지 않아 많은 혼동을 주고 있다. 더구나 아종이나 변종에 이르면 상관성을 찾기가 무척 어렵게 된다. 또 어느 것이 어느 종의 아종인지 변종인지도 확실히 밝혀 있지 않아 앞으로 이를 명쾌히 정리할 필요가 있다.

【표 1-1】 몇 나라에서 명명된 Artemisia속 식물[9, 10]

라틴명	영어일반명	한글명	중국어명	기타 명칭
A. aboratum	Southernwood, Southern wormwood, Lemon plant, Old man, Lad's love			

라틴명	영어일반명	한글명	중국어명	기타 명칭
A. absinthium	Wormwood, Grand Wormwood, Absinthe	쓴쑥	洋艾, 苦艾	
A. annua	Qing hao, Sweet wormwood, Annual Wormwood, Sweet Annie, Annual wormwood	개똥쑥, 잔잎쑥	黃花蒿	개땅쑥, 잔잎쑥, 비쑥
A. anomala			奇蒿	
A. apiacea		개사철쑥, 큰꽃사철쑥	香蒿, 靑蒿	갯사철쑥
A. argyi		황해쑥	艾, 艾蒿	모기쑥, 흰황새쑥
A. argyi gracilis			朝鮮艾	
A. asiatica		쑥		
A. biennis	Biennial wormwood			
A. borealis v. ledebouri		증산쑥		아라이도쑥, 비단쑥
A. brachyphylla		비로봉쑥	高岭蒿	금강쑥
A. campestris	Field southernwood		荒野蒿	
A. campestris glutinosa	Field wormwood			
A. capillaris	Yin chen hao, Capillary wormwood, Yerba, Lenna, Yesca	사철쑥	茵蔯	애땅쑥, 애탕쑥, 더위지기

라틴명	영어일반명	한글명	중국어명	기타 명칭
A. carvifolia			青篙	
A. cina	Cina, Santonica, Levant wormwood		蛔蒿	
A. codonocephala		참쑥	野艾蒿	부엉다리쑥, 몽고쑥, 분쑥, 인도쑥, 산분쑥, 광대쑥,
A. dracunculoides	Prussian tarragon			
A. dracunculus	Tarragon		龍蒿	
A. feddei		뺑쑥		뺑대쑥
A. filifolia	Sand sage, Silvery wormwood			
A. finita			東北蛔蒿	
A. freyniana f. discolor		털산쑥		
A. freyniana f. vestita		흰털산쑥,		흰산쑥
A. frigida	Fringed wormwood		冷蒿	
A. fukudo		바닷가쑥, 갯쑥	濱艾	큰비쑥, 눈쑥, 산쑥, 갯쑥

라틴명	영어일반명	한글명	중국어명	기타 명칭
A. glacialis	Glacier wormwood, Alpine mugwort			
A. gmelinii	Russian wormwood	더위지기	茵蔯蒿	인진고, 산쑥, 사철쑥, 부덕쑥, 흰더위지기, 애기바위쑥, 생당쑥
A. hedinii			臭蒿	
A. indica			五月艾	사재발쑥, 약쑥, 타래쑥, 바로쑥
A. integrifolia		가는잎쑥	柳蒿	자불쑥, 가는제비쑥, 큰제비쑥
A. iwayomoei		인진쑥		
A. japonica	Otoko yomogi	제비쑥	牡蒿	
A. japonica v. angustissima		실제비쑥		
A. japonica v. hallaisanesis		섬쑥		한라산쑥, 섬제비쑥, 한라쑥
A. japonica v. littoricola		갯제비쑥		섬제비쑥, 개제비쑥
A. keiskeana		맑은대쑥	茴蒿	개제비쑥, 국화잎쑥, 개쑥,

라틴명	영어일반명	한글명	중국어명	기타 명칭
A. laciniata	Siberian wormwood	구와쑥		은쑥, 오랑캐쑥, 국화쑥, 넓은잎쑥
A. lactiflora	White wormwood	넓은잎쑥	白苞蒿, 鴨脚艾	넓은잎오랑캐쑥, 구와쑥
A. lagocephala			白山蒿	
A. lagocephala f. triloba		비단쑥		신비단쑥, 증산쑥
A. lavandulaefolia		참쑥	野艾蒿	
A. ludoviciana	White sagebrush, Gray sagewort			
A. ludoviciana gnaphalodes	White sage			
A. maritina	Sea wormwood	산토닌쑥		
A. messerschmidtiana var viridis		생당쑥(더위지기)		
A. mexicana	Mexican white sagebrush			
A. michauxiana	Mountain sagewort			
A. mongolica var tenuifolia		참쑥	蒙古蒿	
A. monophylla				

라틴명	영어일반명	한글명	중국어명	기타 명칭
A. montana		산쑥		뜸쑥, 광쑥,
A. nakaii		애기비쑥	矮濱蒿	나까이쑥, 호리쑥, 인천비쑥, 화우리쑥
A. nova	Black sagebrush			
A. persica			伊郞蒿	
A. princeps	Japanese mugwort, Yomogi	쑥, 강화약쑥, 약쑥, 타래쑥	端牛艾, 魁	
A. rubripes		덤불쑥	紅足蒿	털쑥, 큰몽고쑥, 왕참쑥
A. sacrorum			灰蓮蒿, 萬年蒿	
A. schmidtiana				
A. scoparia	Redstem wormwood	비쑥, 털비쑥	豬毛蒿	개똥쑥, 갯비쑥
A. selengesis		물쑥	蔞蒿	뿔쑥
A. selengesis f. subintegra		외잎물쑥		가는잎물쑥
A. sibirica		시베리아쑥		실쑥, 누른시베리아쑥

라틴명	영어일반명	한글명	중국어명	기타 명칭
A. sieversiana		산흰쑥	大籽蒿	흰쑥, 흰개쑥
A. stelleriana	Beach wormwood, Hoary mugwort	흰쑥		산흰쑥, 눈빛쑥
A. stolonifera		넓은외잎쑥	圓實蒿	너른외잎쑥, 넓은잎외대쑥, 넓은잎외잎쑥
A. stolonifera f. dissecta		국화잎쑥		맑은대쑥
A. subdigitata			牛尾蒿	
A. sylvatica		그늘쑥	陰地蒿	
A. tangutica			唐古特靑蒿	
A. tilesii	Wornwood			
A. tridentata	Sage brush, Blue sage, Black sage			
A. tripartita	Three tip sage brush			
A. umbeliformis	Alphine wormwood			
A. vulgaris	Mugwort	쑥	艾草, 蒿屬, 野艾, 北艾	
A. wrightii				

4. 쑥의 식물학적 특성

쑥은 개천이나 숲, 길이나 울타리를 따라 자라는 다년생 식물이다. 이 식물은 1.5m가량 자랄 수 있으며 잎 뒷면에 솜털을 가진 녹색 잎을 가진다. 초본식물로 다년생이며 뿌리는 목질화되어 있다. 잎은 5~20cm로 암록색으로 우상(羽狀)이며 뒷면에는 하얀 솜털이 빽빽이 나 있다. 똑바로 자라는 줄기는 종종 적갈색의 옅은 색조를 보인다. 5mm 정도의 황색 혹은 암적색 작은 많은 꽃잎이 방사상 대칭형으로 핀다. 좁고 많은 수의 화두는 총상화서(總狀花序)로 7월에서 10월 사이에 핀다. 나비나 나방 중 수많은 종은 이 식물의 잎을 먹는다. 쑥은 다른 국화과 식물과 대부분 교잡이 가능하다. 특히 개쑥갓속 식물과는 쉽게 교잡이 이루어진다. 민들레나 미역취, 해바라기, 카밀러 등과도 교잡할 수 있으며, 특히 셀러리의 알레르기 성분은 상호 교잡에 의하여 교환되고 있다.

국화과 식물은 다른 식물과는 달리 밝은 색깔의 섬세한 연모로 덮여있으며 어릴 때 보면 다른 식물과 구분하기 쉽지 않다. 더구나 Artemisia속 식물들은 환경적 영향에 그 모양이 많이 달라지므로 꽃이 핀 완전한 하나의 식물로 자랄 때까지는 구분하기 어렵다. 정확한 종을 구분하는 방법은 크로모솜의 수를 확인하는 것이다.

대부분의 쑥은 번식할 수 있는 고도가 매우 다양하지만 강기슭이나 불모지에서 많이 볼 수 있다. 건조한 지역에서도 발견되지만 쑥이 자란다는 것은 물이 있다는 증거이기도 하다. Artemisia속 식물들은 햇빛을 좋아하며 물이 잘 빠지는 땅을 좋아한다. 원산지는 유럽과 아시아의 온대지역과 북아프리카로 북아메리카에는 침입한 잡초로 현재 널리 분포하고 있다. 버려진 땅, 길가와 같이 경작하지 않는 땅에 잡초로 자란다. 번식력이 강하고, 땅속줄기는 옆으로 뻗고 이 땅속줄기로 번식해 나간다.

쑥은 세계 각지에 대부분 자생하고 있지만 한국·중국·만주·몽고·일본 등에 특히 많이 분포되어 있으며 산야에 자생한다. 옛날부터 강화도 쑥이 약쑥으로 유명하였으며, 지금은 자월도에서도 쑥을 많이 생산한다. 쑥은 바닷가나 산에서 자생하는 쑥이 효과가 좋다고 한다. 바닷가의 쑥은 해풍을 받아 독성이 적고 향기가 좋으며 잎사귀가 두터운 데 비해 육지의 쑥은 독성이 강하고 향기가 적으며 잎사귀가 얇다.

Artemisia속 식물은 아시아, 유럽, 북아메리카에 서식하고 있는 단단하면서도 무리를 이루는 국화과 초본식물이다. 어떤 Artemisia속 식물은 장식용이나 방향제로 그 잎이나 꽃을 이용한다. *A. tridentata*(sage brush)는 미국 서부의 사막이나 반사막 지역에서 서식하고 있다. *A. vulgaris*(보통 쑥)는 다년생 초본식물로 다소 성가신 잡초로 여길 때도 있다. *A. abrotanum*(Southernwood, Lad's love or Old man)은 60~100cm로 자라며 회색 방향성 잎은 아주 가늘게 나누어지며, 8월에 노란꽃이 핀다. *A. ponticum*(Roman wormwood)은 깃털처럼 아주 가늘게 나뉘며 잎 뒷면은 백색이나 잿빛을 띤다. 이 잎을 부수면 향기가 난다.

A. montana(산쑥)는 그 지명과 같이 몬타나 주에서 많이 볼 수 있고 장기간에 걸쳐 자생하므로 토종식물이 되었다. 1805~1806년

루이스와 클라크 원정대가 몬타나 주 비터루트밸리를 처음 찾았을 때 산쑥밖에 없었다고 기록하였다. 물론 이 지역은 강우량이 적은 척박한 땅으로 농지로써는 부적합한 지역으로 현재도 관개시설에 의존하는 농업지역이다. 만일 관개시설이 없으면 이곳에는 산쑥밖에 남지 않을 것이라고 하여 산쑥은 생존력이 정말 강한 식물임을 알 수 있다.[11]

*A. arborescens*는 북쪽의 추운 기후보다 온난한 기후에서 자란다. 잎은 밝은 회색이며 가늘게 나누어진 무성한 잎으로 이루어져 있다. 이 식물은 겨울 동안 온실의 화분에서만 자라며 여름이 되면 밖에 심어도 좋다. *A. lactiflora*(Ghost plant, White mugwort)는 다년생 초본식물로 9월이면 구름같이 하얀 꽃이 꽃 무리를 이룬다. 잎은 암록색으로 톱니 모양으로 되어 있다. *A. annua*(Sweet wormwood, Ambrosia)는 향기로운 잎을 가진 1년초로 부드럽고 깃털 같은 잎을 가진다.

상당수의 Artemisia속 식물은 구충제나 곤충 기피제로서 가치가 있다. 가장 중요한 것은 *A. cina*로 두상화(頭狀花)로 구충제 산토닌을 만들었으며 투르케스탄 북부와 페르시아 지역에서 주로 공급하였다. *A. absinthium*(wormwood)도 같은 목적으로 쓰였으며, absinthe 리큐르의 제조에 쓰였다. *A. abrotanum*(southernwood)는 싹은 자극제, 청정제, 구충의 효과 때문에 약제사들이 이용하였다. *A. dracuncunus*(French tarragon, Estragon)는 반은 목질로 반은 초본으로 자라는 다년생 식물로 샐러드, 조미료, 타라곤 식초를 만드는 데 쓰였다. 이 식물은 고급요리에 많이 쓰이며 아니스의 향을 가지고 있다. 목질부인 줄기는 60cm 이상 자라며 삼지창(三枝槍) 모양을 한 잎은 청록색으로 5cm 정도로 길게 자란다. 잎은 신선한 것으로 혹은 말린 것으로 쓸 수 있다.

이 식물들 중 다년생일 경우 초가을이나 봄에 심는 것이 좋다. *A. racuncunus*(French tarragon, Estragon)는 이른 봄에 심어야 하며 1.2m 떨어진 줄에 1m 간격으로 심는다. 물이 부족할 때는 물을 주고 종종 비료도 주어야 한다. 꽃봉오리가 보이면 잎이 자라도록 잘라 버려야 한다. 따뜻한 기후에서는 여름에도 성장 휴지기를 가지며 물과 비료를 주면 가을에 성장한다. 제일 위쪽은 첫서리가 내리면 얼어 죽게 된다. French tarragon은 겨울 휴지기가 필요하기 때문에 겨울을 따뜻하게 보내면 성장 장해를 입는다. 추운 겨울에는 지상부의 윗부분은 얼어 죽기 때문에 짚으로 덮어준다. 이 식물이 30cm가량 자라면 옆가지의 잎을 수확하고 첫서리가 내리기 전에 식물 전체를 수확한다. 잎을 신선한 것이나 냉동시킨 것을 쓰며, 겨울을 나기 위하여 줄기를 12cm 길이로 잘라 상자에 넣어 흙을 채워둔다. 이 상자를 따뜻한 온실에 두면 겨울에도 어린잎이 나오는데 꽃봉오리가 나오기 전에 수확해야 정유 성분이 풍부하다. 신선한 잎은 닭튀김이나 달걀요리, 생선요리에 쓰인다.[12~14]

5. 쑥의 영양 성분

중국의 역사가 사마천(司馬遷)은 《史記》에서 "발해의 삼신산에는 늙지 않고 오래 사는 약과 신선이 많다."라고 기록하였는데 여기서

'삼신산'은 백두산을 가리키고 '오래 사는 약'은 쑥을 일컫는 것이라고 한다.

쑥은 비타민과 미네랄, 그 밖에 갖가지 영양분이 풍부하게 들어 있어서 식품으로도 매우 우수하다. 요즈음 거의 모든 식품은 물론 한약재까지도 환경오염물질로 오염되어 있는 것에 견주어 볼 때 쑥은 화학비료와 농약을 치지 않는 산야에 자생하는 것인 만큼 그 가치가 뛰어난 자연식품이라 할 수 있겠다.

【표 1-2】 쑥의 일반 성분표(가식부 100g 기준)

성분	함량	성분	함량
열량	56kcal	Fe	10.9mg
수분	81.4%	Na	8mg
단백질	5.2g	K	670mg
지질	0.8g	비타민 A	7940IU
당질	6.9g	비타민 B_1	0.44mg
섬유소	3.7g	비타민 B_2	0.16mg
회분	2.0g	Niacin	4.5mg
Ca	93mg	비타민 C	20mg
P	55mg		

농촌진흥청, 《식품성분표》 (1991, 제4 개정판)

쑥의 일반 성분은 위의 표와 같다. 쑥은 우수한 녹엽 단백질원으로써 alkaloid, 무기질, 비타민 A, B, C, D 등이 들어 있고, 정유 성분이 0.02% 함유되어 있으며, 그 주성분은 cineole, thujone, sesquiterpene, sesquiterpenol 외에도 adenine, choline 등이 함유된 것으로 밝혀졌다. 참쑥의 영양 성분은 다음과 같다.

이 성분 분석을 보면 쑥에는 무기질과 비타민이 많이 들어 있는 것이 특징이다. 특히 비타민 A의 효과가 있는 베타카로틴이 많은데 베타카로틴은 눈을 밝게 하고 피부를 튼튼하게 하며 병에 대한 저항력을 크게 해주는 면역 효과가 있어 세균이나 바이러스가 인체에 침입했을 때 저항성을 갖게 하며 항암 효과도 인정되고 있다.[15] 또한, 쑥에는 비타민 C도 많이 들어 있으므로 감기의 예방과 치료에도 좋은 역할을 한다.

총유리아미노산의 함량은 봄 쑥이 1048.16mg%이고 가을 쑥이 2187.10mg%로 가을 쑥이 봄 쑥보다 2배 정도 많다. 봄 쑥의 유리아미노산 중 glutamic acid가 13.7mg%로 가장 많아서 총유리아미노산의 30%를 차지하며, 가을 쑥은 유리아미노산 중 proline 함량이 860.30mg%로 가장 많아 총유리아미노산의 39.3%를 차지한다. 이와 같이 가을 쑥과 봄 쑥을 비교해 보면 가을 쑥의 유리아미노산 함량이 봄 쑥보다 높을 뿐 아니라 proline, leucine, valine 등의 주요 아미노산 함량에도 큰 차이가 있다. 유리아미노산은 생체 활성 물질의 구성 성분으로 중요할 뿐 아니라 그 자체가 식품에 특성을 주는 맛을 부여하기도 한다.

쑥의 지방질을 구성하는 지방산은 linolenic acid를 다량 함유하고 있는 것이 큰 특징이라고 할 수 있다. 비록 전체 지방 함량이

4.56~5.21%로 많지는 않지만 필수지방산이 다량 함유되어 있어 유용한 식물 자원이다. 쑥의 건조 방법에 따른 지방산의 차이를 보면 에틸 알콜 추출물의 함량은 냉동 건조한 쑥이 5.68%로 가장 높았고, 열풍 건조한 쑥이 가장 낮았다. 지방산의 함량은 linoleic acid, linolenic acid, palmitic acid 순이었으며 11종 이상의 지방산이 검출되었다.[16]

쑥에 들어 있는 환원당은 식물의 감미 및 maillard 반응에서 효소적 갈변이나 가열할 때 풍미 생성에 관여하는 중요한 성분이다. 쑥의 환원당은 봄 쑥과 가을 쑥 모두 과당(fructose)이 가장 많고, 다음으로 galactose > maltose > mannitol > glucose 순으로 나타났다. 가을 쑥의 neutral detergent fiber(NDF), hemicellulose, cellulose 함량은 봄 쑥보다 높다.

쑥에는 독특한 향기가 있는데 이 향기는 치네올(cineol)이라는 정유(精油) 성분이다. 대개 사람 몸에 이로운 식물은 특유의 냄새가 있는 편이다. 마늘·깨·생강·인삼 등이 모두 강한 향기가 있다. 이 독특한 냄새 성분이 몸에 유익한 역할을 하는 것으로 알려져 있는데 그 중에서도 쑥 향기가 살균·살충력이 가장 강하다.[17]

약용으로 많이 쓰이고 있는 사철쑥(Artemisia capillaris Thunberg)의 영양 성분을 조사한 것을 보면 조단백질 14.12%, 조지방 4.80%, 조회분 2.30%, 조섬유소 8.10%이었으며, 무기질 함량은 K 3295.02mg%, P 2787.01mg%, Ca 1436.01mg%, Mg 172.32mg%, Fe 21.23 mg%, Mn 18.02 mg%, Na 8.11mg%, Cu 1.24mg%, Sn 0.002mg%이었고, 비타민은 β-carotene 18602.00㎍%, ascorbic acid 5.82mg%이었다. 사철쑥에서 가장 많이 함유되어 있는 지방산은 oleic acid((18:1)로 23.86%였으며, 포화지방산이 46.67%, 단일불포화지방산이 33.40%, 다가불포화지방산이 19.83%, 다가불포화지방산에 대한 포화지방산의 비는 0.42로 나타났다.

20여 종의 아미노산이 검출된 사철쑥의 총아미노산 함량은 1345.29mg%이고, 아미노산 중 proline 438.58mg%, tyrosine 310.20mg%, asparagine 120.30mg%, glutamic acid 118.66mg% 및 valine이 각각 88.02mg%로 79.95%를 차지하며, 필수아미노산은 176.83mg%으로 총아미노산 함량의 13.11% 함유되어 있다. 이상의 결과는 사철쑥은 일반 성분, 무기질, 비타민 및 지방산, 아미노산 등이 다양하게 함유되어 있다. 이는 사철쑥이 약용뿐 아니라 식품으로서 영양적 가치가 있는 것으로 볼 수 있다.[18]

6. 쑥의 특수 성분

쑥의 향기 성분에 관한 최 등의 연구에서 참쑥(*Artemisia lavandulaefolia*)의 정유에서 1,186개 이상의 화합물이 검출되었고 그중 1,8-cineol, camphor, β-thujone, caryophyllene, borneol, coumarin, linalool, terpineol, sabinene, 7-methoxy coumarin, α-copaene, humulene과 phytol이 주요 성분으로 검출되었으며 Artemisia속에서는 밝혀진 바 없는 3,6,6-trimethyl norpinanol, β-farnesene, 7-methoxy coumarin, curcumene 등이 검출되었다.

인진쑥에는 scoparone, eucariton, artemisiaketone, scopoletin, p-hydroxyacetophenone, esculetin-6, 7-dimethylether, chlorogenic acid, caffeic acid, arcapillin 등의 특수 성분이 함유되어 있다.[19]

0.03~0.3% 정도 함유되어 있는 정유는 다양한 텔펜계 화합물로 예를 들어 1,8 cineol, camphor, linalool, thujone, 4-terpineole, borneol, alpha-cardinol 외에도 mono-와 sesquiterpenes이 있다. 어떤 성분이 얼마만큼 들어 있느냐 하는 것은 토양, 기후, 시비 조건 및 수확 시기에 따라 다르다.

유지 성분 중 주성분의 하나인 thujone은 monoterpenoid ketone으로 쑥과 근연종이나, 다른 종으로 세이지(sage)와 thuja(측백나무과 thuja 속나무의 총칭)에서도 볼 수 있다. 쓴 쑥으로 만든 술은 absinthe(압생트)로 프랑스에서는 100여 년 전부터 노인들의 약으로 알려져 있다. 압생트는 아니스, 페넬(fennel)을 포함하여 쓴 쑥을 넣어 만든 것으로 매우 향이 강하여 마실 때는 물과 설탕을 넣어서 먹는다. 압생트는 알코올 농도가 매우 높아 60%를 넘는 경우가 많으며 이때 thujone은 50~100ppm 정도 함유하게 되며 향정신성 특성을 나타내게 한다. 그래서 장기간 섭취하면 신경을 손상케 하므로 스페인과 포르투갈을 제외한 거의 모든 유럽 국가에서는 사용이 금지되어 있다. 그 후 유럽연합에서는 압생트를 생산 금지 품목에서 제외하였으나 thujone의 함량을 35ppm 이하로 규제하고 있다. vermouth와 같은 쓴 쑥의 향기가 나는 술은 thujone이 단지 흔적을 느낄 양만 들어 있다.[20, 21]

1) 투존(thujone)

thujone은 이 성분이 처음으로 추출한 식물 thuja(*Thuja occ-identalis*)에서 유래되었다. thujone은 그 구조가 알려지기 전에 다른 식물에서 추출되었기 때문에 absinthol, tanacetone 그리고 salviol로도 알려졌다. IUPAC(순수 및 응용화학자 국제연합)의 명명법에 따르면 공식적으로 3-thujamone 혹은 3-sabinone으로 불린다. thujone에는 두 개의 입체 이성체가 있어 (−)-3-isothujone(α− or 1-thujone) 그리고 (+)-3-thujone(β− or d-thujone)이다. thujone은 쓴 쑥 정유 성분의 90% 이상 되는 주성분이다.

2) 투존(thujone)이 함유된 다른 식물들

투존은 쑥국화나 세이지는 물론 thuja나 백삼목과 같은 지빵나무군 등 여러 식물에서 발견된다. 대부분의 Artemisia속 식물들에게서 발견할 수 있지만, 압생트의 투존은 쓴 쑥과 로마 쓴 쑥을 주로 사용한다. 아래와 같은 식물들에 함유된 투존은 모든 것을 기록한 것은 아니며 더구나 함량에 영향을 주는 요인은 그 종에 따라 매우 다양하다. 예를 들어 일상 조리용 허브인 세이지(*Salvia officinalis*)는 15~60%의 투존을 함유하고 있지만 GRAS(Generally recogniged as safe)에 들어 있고 널리 사용되고 있다. 이런 것을 볼 때 식물 중에 투존의 함량이 식품의 안전성에 미치는 영향과는 직접 관련이 있다고 말하기 어렵다.

【표 1-3】 식물 정유 중 thujone의 함량

plant	(−)−3−isothujone (%)	(+)−3−thujone (%)	total thujone(%)
Artemisia absinthium	59.9	2.3	62.2
Artemisia austiaca	31.0	−	31.0
Artemisia brevifolia	6.0	14.0	20.0
Artemisia campestris	4.0	−	4.0
Artemisia capillaris	−	−	−
Artemisia coerulescens	39.2	18.0	57.2
Artemisia fukudo	40.0	13.0	53.0
Artemisia japonica	trace	−	trace
Artemisia klotzchiana	−	33.8	33.8
Artemisia kurruamensis	−	55.0~62.0	55.0~62.0
Artemisia maritima	31.5	15.5	47.0
Artemisia nilagirica	0.58	0.23	0.81
Artemisia piacea	trace	−	trace
Artemisia vestita	−	5.3	5.3
Artemisia vulgaris	1.0	−	1.0
Juniperus scopulorum	0.3	0.5	0.8
Salvia officinalis	28.3	14.5	42.5
Salvia triloba	2.3	2.8	5.3

plant	(−)-3-isothujone (%)	(+)-3-thujone (%)	total thujone(%)
Tanacetum vulgare	19.4	58.0	77.4
Thuja occidentalis	55.0	9.5	64.5
Thuja orientalis	5.6	−	5.6
Thuja plicta	70~80	5~10	75~90
Tsuga canadensis	1.3	−	1.3

3) 쓴 쑥의 정유 성분

쓴 쑥에는 정유가 1.7% 이상 함유되어 있으며, phellandrene, pinene, thujone(3~12%), thujyl oil, thujyl acetate, thujyl isovalerate, bisabolene, thujyl palmitate, camphene, cadinene, nerol, azulene이 함유되어 있다. 또 포름산(formic acid)과 살리실산(salicylic acids)은 쑥의 정유를 비누화시키는 과정에서 나타난다.

쓴 쑥 자체에도 쓴맛을 내는 absinthin, absinthic acid, anabsinthin, astabsin, artametin, 탄닌과 함께 숙신산, 수지, 전분, 말산, 질산칼륨, 기타 염류가 들어 있다. 또 arabsin, artabin, ketopelenolide와 같은 락톤류가 들어 있다.

쓴 쑥의 정유는 쓴 쑥의 말린 잎이나 꽃을 수증기 증류하여 얻을 수 있다. 정유는 진한 암록색, 녹살색, 청록색을 띤 액체로 그 냄새는 풀내, 따뜻하고 깊은 냄새, 예리하고 신선한 냄새로 흡사 삼나무 잎의 냄새가 회상되는 향을 가지고 있다. 줄기에서는 매우 따뜻하고 건조한 나무 향, 특이한 향수처럼 오래 지속되고 흥미를 느낄만한 냄새을 가진다. 정유의 풍미는 쓰고 수렴성이 있고 오래 지속되는 불쾌한 후미를 가진다. 또 상쾌하고 풋내나고 다소 호프를 연상시킬 수 있는 향을 가지고 있다. 정유는 약리적 효과가 있는 성분이 상당량 함유되어 있고 독성이 있기 때문에 사용에 주의를 필요로 한다. 정유는 피부를 통하여 흡수될 수 있기 때문에 많은 양을 섭취하거나 흡수할 때는 생명이 위험할 수도 있다. 이에 따른 증상은 경련, 신장 손상, 근육 붕괴가 일어날 수 있다.[21]

7. 국내산 쑥의 분류

국내에서 자라는 쑥은 약 40여 종으로 알려졌으나 실제 약용이나 식용으로 하는 것은 10여 종에 불과하다. 국내에 서식하는 다른 쑥에 대한 연구 결과가 알려지지 않았지만 다른 쑥에서도 그냥 지나칠 수 없는 약리적 효용성과 유효물질이 있을 것으로 짐작된다. 여기에 단지 몇 종의 쑥 특성만을 기록하였으며, 약리적 효과나 이용의 다양성에 대하여는 뒤에 기술하였다.

1) 강화쑥

강화산의 약쑥은 사자발쑥이 좋다고 알려졌는데 세분하면 예로부터 산 주변, 즉 강화 마니산 쑥, 길상산 쑥, 해명산 쑥이 좋다고 알려져 있고, 길상면 전등사 경내에 약애고(藥艾庫)를 설치하여 궁중에 진상했다는 기록이 《강도지》의 문헌[22]에 있는데, 전통적인 싸주아리 쑥과는 모습이 조금 다르다.

싸주아리쑥은 싸자리라고도 불려지고 있는데 줄기가 다소 굵고 곧게 자라고(70cm 내외), 잎 모습이 사자 발바닥 모양으로 단순히 갈라져 있고, 끝이 뾰족하면서 약간 위로 오므라진 형태이다. 전통 싸주아리쑥은 잎 모습이 새 날개 모양이면서 평평하고 줄기가 부드럽고 흰색이다.(30~50cm)

《신동국여지승람》에 강화 특산품으로 사자족애(獅子足艾)로 기록되었으며, 《방약합편》에 습초(濕草) 중 약쑥(艾葉)을 '사자발쑥'으로 표기한 데서 유래한다. 싸주아리는 강화 주민 이야기로는 최초로 쑥이 번식한 자리를 '시자리'라고 부른 데서 유래됐다는 설과, '사자족애'가 여러 단계의 변화를 거쳐서 유래됐다는 이야기가 있다.

싸주아리는 털이 보송보송한 경우도 있는데, 냄새가 독하지 않고 무척 향기로우며(박하향이 섞인 듯한), 다른 쑥은 말리면 줄기가 검어지지만 이것은 누런빛을 띠는 게 보통이다. 강화쑥은 강화도를 벗어나면 모습 자체가 변형되면서 고유의 향이 사라지는 것으로 알려져 있어 강화 순무와 함께 지역적 특성이 뚜렷한 식물이다.

2) 백령도쑥

우리나라 서해 최북단에 위치한 백령도는 하늘, 바다, 땅이 오염되지 않은 청정 섬이다. 또한, 북한 황해도와 인접한 군사 접경 지역인 관계로 관광지역이지만 사람의 손길이 뜸한 청정 해역으로 오염되지 않아 생산되는 모든 산물이 환경친화 산물이라고 할 수 있다. 백령도는 토양이 화강암 모래로 이루어진 곳이며 1년 내내 바다의 염분을 낀 해풍과 8개월이 안개와 이슬이 내려서 약초가 번식하기에는 최고 적합한 조건을 갖추고 있다.

백령도 약쑥은 국화잎과 비슷하고 잎과 줄기에 흰색을 띠는 작은 솜털이 촘촘하게 나 있어 일반 육지의 쑥과는 모양이 다르고 성분도 특이하다고 하는데 지질, 지형, 기후 환경이 다르면 성분이 차이가 나는 것은 당연하다고 하겠다. 백령도 약쑥은 단오 전후(5~8월경)에 채취하여 바닷바람에 말린 다음 음지(통풍이 잘되는 그늘)에서 3년 동안 숙성시켜 각종 성분의 활성 인자를 최고치에 이르게 한 약쑥만을 사용한다고 한다.[23]

3) 당진 초락도 약쑥

초락도 약쑥은 서해에서 국내 최고의 밀물과 썰물 차이로 발생하는 해풍과 운무를 머금고 옛 갯벌에서 생성되고 있는 토종 싸주아리 쑥에 속한다. 모양은 새의 날개와 같으며, 줄기는 가늘고 흰색을 나타내며, 잎과 줄기에는 거미줄과 같은 흰털로 덮여 있다.

초락도 약쑥마을은 서해의 외딴 섬이었으나 1980년대 서해안 개발사업의 일환으로 바다를 막아 대호방조제가 축조되어 육지와 연결됨으로써 갯벌이 변화되어 자연 생태계 늪지대가 형성되었다. 이때

부터 초락도 약쑥마을 주민은 약쑥이 섬사람들만의 민간요법으로 사용되어 오던 것이 세상 밖으로 빠르게 전해지면서 해변에서 자생하고 있는 약쑥 뿌리를 캐다가 집 근처에 심기도 하였고, 가까운 시장이나 한약방에 내다 팔기도 하였다. 그후 많은 가구에서 쑥을 재배하기 시작하고 약리적 효능에 대하여도 검증을 받아 지리적 특성을 가진 특산물로 확대하고 있다.

4) 비쑥

제주도 남부 지방의 바닷가 모래밭이나 돌 틈에 자라나는 비쑥은 사철쑥과 닮았으나 향기가 다르다. 사철쑥은 줄기가 나무처럼 되어 있어 겨울에도 죽지 않고 살아 있지만, 비쑥은 겨울철에 줄기가 완전히 말라 죽는 것이 특징이다. 비쑥은 60~90cm 정도 자라고 뿌리는 굵으며 윗부분이 자주색이다. 잎은 바늘 모양으로 길이는 3~5cm로 8~9월에 꽃이 피어 10월에 익는다. 만지면 비로드같이 부드러우며 털이 있는 것도 있고 거의 없는 것도 있다.

비쑥은 염증으로 소변이 잘 안 나올 때 특히 좋으며 요도염, 신경쇠약, 신장과 방광의 결석을 용해하는데 효력이 크다. 여성들의 질병인 산후통, 산후 하혈, 자궁 출혈 등에 효과가 있고 임신한 여성의 보약, 갖가지 기생충, 기침, 가래, 심근경색, 간질, 신경쇠약, 설사에도 효과적이다.[1]

산에 가면 많이 만나는 쑥에는 제비쑥이 있는데, 식용과 약용으로 열을 내려 염증과 음허화왕(陰虛火旺)을 치료하며, 눈을 좋게 하고, 보기 하여 얼굴색을 좋게 하고, 간경변과 간열의 증상에 많이 써 왔다. 색이 일반쑥보다 짙푸른색이라 쉽게 눈에 들어온다.

우리 주변에서 제일 흔한 쑥으로 참쑥과 물쑥이 있는데, 물쑥은 습지나 냇가, 강가에 많고 잎이 길게 갈라져 있어 찾기 쉽다. 참쑥은 15~20cm 정도로 뜸쑥과 산후 조리용으로 써 왔으며, 식용으로 떡과 국에도 넣는 가장 일반적인 쑥으로 잎의 뒷부분에 잔털이 많아 흰빛이 감돈다.

물쑥 중에 잎이 갈라지지 않은 것은 외잎물쑥이라고 한다. 물쑥(누호)의 연한 줄기와 잎을 묵이나 청포에 섞어 무친 것을 누호채라 하고, 차는 누호차라 하여 옛날부터 알려져 있으며 간기능 보호와 통경에 써 왔다. 쉽게 활용할 수 있고, 서울의 한강 둔치 등 도심지에도 습한 물가에 비교적 많다.

5) 개똥쑥

개똥쑥의 다른 이름은 황화호(黃花蒿)《본초강목(本草綱目)》, 취호(臭蒿), 초호(草蒿)《일화자제가본초(日華子諸家本草)》, 향사초(香絲草), 주병초(酒餠草)《광주식물지(廣州植物誌)》, 마뇨호(馬尿蒿), 고호(苦蒿),《귀주민간방약집(貴州民間方藥集)》, 황향호(黃香蒿), 황호(黃蒿), 야통호(野筒蒿),《강소식약지(江蘇植藥誌)》, 계슬엽(鷄虱葉)《강서초약(江西草藥)》, 추호(秋蒿), 향고초(香苦草), 야고초(野苦草)《상해상용중초약(上海常用中草藥)》, *Artemisia annua* L.[학명],

Annual Wormwood[영국명], Annual Wormwood[미국명], 쿠소닌징[クソニンジン(糞人参 = 분인삼 = 똥인삼), 호소바닌징 : ホソバニンジン : 일본명], 잔잎쑥, 초고, 향고, 개땅쑥, 개똥쑥, 계피쑥, 비쑥 등으로 부른다.[24]

농촌진흥청은 최근 항암 효과가 있다고 알려지면서 농가 신소득 작물로 급부상한 개똥쑥이 유사 식물과 혼동해 재배되는 피해가 발생함에 따라 이를 구별할 수 있도록 개똥쑥의 주요 특징에 대해 제시했다. 농촌진흥청 약용작물과에서는 "토종 약초를 재배할 경우 가장 먼저 전문가에게 정확한 약초의 기원을 확인하는 것이 오용 재배를 사전에 방지할 수 있으며, 소비자들은 정확한 기원식물을 약초로 먹어야만 제대로 된 효과를 기대할 수 있다고 하였다."[25]

그러나 농가에서는 개똥쑥에 대한 인식이 부족해 개사철쑥, 더위지기, 사철쑥, 일반 쑥 등 유사 식물이 개똥쑥으로 둔갑돼 유통되는 등 재배 농가와 소비자의 피해가 예상되고 있다. 개똥쑥은 일반적인 쑥과는 달리 종자로 번식하는 1년생 초본으로 전국 강가, 하천 부지 및 황무지 등에서 작은 군락을 지어 자생한다. 종자나 말린 잎 등으로는 일반 쑥과 구분이 어렵기 때문에 특히 주의해야 한다.

개똥쑥이 일반 쑥과 가장 다른 점은 우리가 봄에 즐겨 먹는 쑥의 냄새가 전혀 나지 않고, 이름보다 더 향기로운 향수 같은 독특한 냄새가 나는 것이 특징이다. 또한, 개똥쑥의 수확 시기는 개화기인 9월 상순 전후가 알맞으며 이를 구매하는 소비자는 약효 성분이 적은 큰 줄기보다는 잎 또는 꽃봉오리 부위를 이용하는 것이 바람직하다.

이외에도 산지에서 간간히 보이는 맑은대쑥(개제비쑥, 암려)과 길가나 빈터, 폐가터, 강가 등에 무성히 자라서 '쑥대밭'이라는 표현의 원조격인 뺑쑥(뺑대쑥)과 개똥쑥(잔잎쑥, 개땅쑥)이 있는데, 쑥의 종류 구분에 혼선이 많다. 맑은대쑥의 아주 어린 새싹은 망초와 거의 흡사해서 구분에 혼란을 주고 있다.

제1장 출전 및 참고문헌

1) 유승원, 신비의 쑥 건강치료법, 북피아, 서울, 1998
2) 서정범, 국어어원사전, 보고사, 2003
3) naver 한자사전, daum 한자사전
4) 고사성어/숙어, naver
5) 쑥 속담, naver 사전
6) 장승욱, 사랑한다 우리말, 하늘연못, 고양, 2007
7) 크브로스, 식물의 역사와 신화, 갈라파고스, 2005 p.256
8) 이우철, 한국식물명의 유래, 일조각, 2005
9) http://www.efloras.org/browse.aspx?flora_id=2&start_taxon_id=102682
10) http://www.crescentbloom.com/IV/O/Plants7.htm
11) 재레드 다이아몬드, 문명의 붕괴, 김영사, 2013
12) wikipedia
13) 김우정, 최희숙, 천연향신료, 효일, 2001
14) botany.com/artemisia.html
15) 유태종, 음식궁합, 둥지, 1993
16) 심영자, 한영실, 전희정, 참쑥의 영양성분에 관한 연구, 한국식품과학회지, 24(1), 1992
17) http://blog.naver.com/dreamwu/120033129637
18) 이형자 외 11인, 사철쑥(Artemisia capillaris Thunberg)의 영양성분 분석, 한국식품영양과학회지, 31권 3호, 2002. pp. 361~366
19) www-ang.kfunigraz.ac.at
20) www.uni-graz.at/~katzer/engl/Arte_vul.html
21) Duke, in CRC Handbookof Medicinal Herbs
22) 박헌용, 속수증보 강도지 상, 139, 1931
23) http://cafe.naver.com/chlo42(백령도 약쑥)

제1장 출전 및 참고문헌

24) http://media.daum.net/culture/art/newsview?newsid=20071017140 910031
25) http://www.sajassuk.com

제2장
쑥과 삶

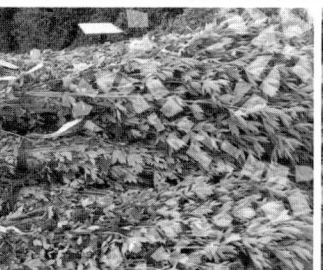 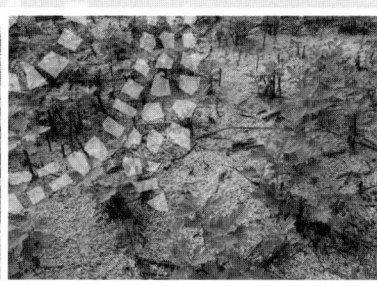 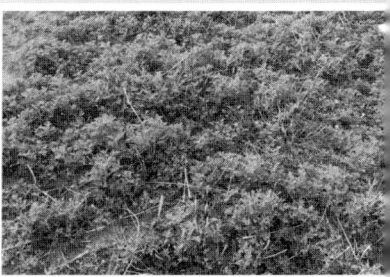

1. 쑥과 단군신화
2. 우리나라 옛 기록 중의 쑥
3. 쑥과 민속
4. 쑥과 대중문화
5. 《성서》 속의 쑥
6. 압생트

제2장 쑥과 삶

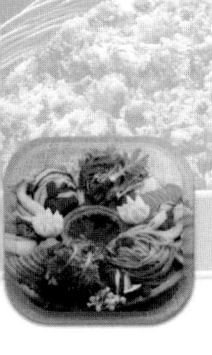

1. 쑥과 단군신화

고려 충렬왕 때 일연 스님은《삼국유사》고조선의 고기(古記)에 단군신화를 기록하였다. 환인(桓因)의 서자 환웅(桓雄)이 인간 세상을 구하기 위해 풍백, 우사, 운사를 비롯한 3,000명의 무리를 이끌고 태백산 신단수로 내려와 신시를 베풀었다.

고조선의《고기(古記)》에 "그 당시 곰 한 마리와 호랑이 한 마리가 같은 굴 속에 살고 있었는데, 항상 환웅에게 사람이 되기를 기원하였다. 이때 환웅이 신령스런 쑥 한 다발과 마늘 스무 개를 주면서 말하였다. '너희가 이것을 먹되, 100일 동안 햇빛을 보지 않으면 곧 사람의 형상을 얻으리라.' 곰과 호랑이는 그것을 받아 먹으면서 삼칠일 동안 금기했는데, 금기를 잘 지킨 곰은 여자의 몸이 되었지만, 호랑이는 금기를 지키지 못하여 사람의 몸이 되지 못하였다. (時有一熊 一虎 同穴而居 常祈于神雄 願化爲人 時神遣 靈艾一炷 蒜二十枚曰 爾輩食之 不見日光百日 便得而食之 忌三七日 熊得女身 虎不能忌)"라는 대목을 찾아볼 수 있다. 품질이 우수한 쑥이 오래전부터 우리나라에서 자라고 있었다는 방증이 되겠고, 또 쑥은 사람에게 아주 유익한 효험을 주는 식물로 오래전부터 알려져 왔음을 알 수 있다.

마침내 곰은 웅녀가 되어 환웅과 결혼하여 자식을 낳으니 이가 곧 단군이다. 여기서 이른바 인간을 널리 이롭게 한다는 홍익인간의 교육 지표가 파생되었고, 옛날 우리 민족은 곰 토템이었으므로 호랑이를 떨어뜨리고 곰으로 하여금 사람이 되게 했다는 설이 가능하다. 단군은 하늘(환웅)과 땅(곰)의 교감에 의해서 태어났으니 이는 우리 민족의 자연관, 우주관, 인생관을 보여주는 구절이기도 하다.

단군신화의 기록을 현대적으로 해석하고 있는 여러 학자들의 견해를 종합해 보면, 하늘을 수호신으로 믿는 부족 중의 한 무리가 한반도로 대거 이주해 와서 백두산 천지 부근에 정착하게 되었는데, 이미 먼저 정착해 있던 곰을 수호신으로 모시는 부족과 호랑이를 수호신으로 모시는 부족과 자연히 교유를 하게 되었다. 그러던 중 하늘을 수호신으로 하는 부족의 부족장이 이웃하는 곰을 수호신으로 모시는 부족의 처녀와 결혼하여 아이를 낳으니 바로 단군 왕검(檀君王儉)이라는 것이다.

즉 당시 사회는 인간보다 힘센 동물이나 하늘, 바람, 번개, 비 등이 모두 신앙의 대상이었음을 알 수 있다. 또한, 씨족사회나 부족사회의 통합은 정복, 통혼 등에 의해서 자연스레 이루어졌음을 단군신화는 암시하고 있다.

'단군'이라는 말은 만주어로 '당구르, 당굴' 또는 몽고어의 '텡그리'라는 말의 변형이고 '왕검'은 '웅컴'이라는 말의 변형으로 주장하고 있다. 만주어로 '당구르'는 '무당(巫堂)' 즉 제사장을 뜻하며, '웅컴'은 '군장(君長)'을 뜻한다고 한다. 고조선이 이 땅에 세워진 최초의 부족

국가일 것으로 추측하는 것도 제정일치의 근거가 되는 '단군왕검'이란 어의에서 발견할 수 있다.

이러한 다신 숭배적 전통은 단군신화 이외에도 고구려, 백제, 신라의 건국 신화나 수로왕 전설, 김알지, 박혁거세 전설 등에서도 찾아볼 수 있는데, 부족국가 시대의 초기 군장들은 대부분 자기가 천제(天帝)의 아들이거나 그 대리인으로 자처하였다. 우리 민족의 천신 숭배 사상을 단적으로 보여주는 예이다. 건국 시조들은 제사장의 지위와 군장의 지위를 한데 묶어 강력한 지도력을 갖추기 위하여 천신을 비롯한 일월, 성진, 산천 등을 신성시하고 그들이 숭배하는 수호신을 인정하며 이를 숭배하도록 함으로써 각각의 씨족이나 부족들을 한 테두리로 묶을 수 있었고, 같은 국민으로서의 공동체 의식을 확산시켰다고 볼 수 있다.[1]

단군신화와 같은 천손 신화(天孫神話)는 동북아를 비롯하여 일본까지 이르는 유목민족의 신화로 알려졌다. 한편 난생 신화(卵生神話)는 동남아를 비롯한 농경 국가의 신화로 우리나라에도 박혁거세, 김알지, 석탈해 왕의 탄생 신화의 예가 있다. 우리나라는 천손 신화와 난생 신화의 접점으로 우리 민족의 유래를 암시하는 듯하다. 특히 박혁거세의 탄생 신화는 유목민인 기마민족의 말과 농경민족을 알려주는 난생 신화의 복합형으로 남방민족과 북방민족의 결합을 이룬 것으로 짐작할 수 있다.

단군신화에서 곰이 웅녀로 환생하기 위하여 먹어야 했던 식품이 마늘과 쑥이다. 마늘도 그렇지만 곰은 왜 하필 쑥을 먹어야 했을까? 미물인 곰이 영물인 인간으로 거듭나기 위해 먹어야 했던 식품이 마늘이었다면, 곰이 남자가 아닌 여자로 다시 태어나기 위하여 먹어야 했던 식품이 쑥이다. 왜냐하면 한국 설화는 물론이고 세계 다른 나라의 민속에서 공통적으로 쑥은 특별히 여성에게 좋은 식품이기 때문이다. 곰이 동물에서 인간으로 되려면 야성을 버리고 인성을 갖추는 정화과정이 필요하다. 또 사람 중에도 남자가 아닌 여자가 되려면 여성화라는 통과의례를 거쳐야 하는데, 두 가지 특성을 모두 갖춘 식물이 쑥이다. 그러니 곰이 웅녀가 되려면 반드시 쑥을 먹어야 했다.

여기에는 중요한 의미를 갖고 있는데, 그것은 이웃해 있는 대국인 중국과의 차이를 강조하여 우리만의 특색을 강조하였다는 것을 알 수 있다. 중국 사람은 쑥을 먹지 않는다. 그들은 쑥을 먹지 않지만 쑥을 이용하는 방법은 알고 있다. 예를 들면 개업하는 점포에 마른 쑥을 걸어 놓아 잡귀를 막거나, 여름철의 모깃불에 쑥을 넣어 태우면 날벌레들이 접근하지 않는다는 것은 잘 알고 있다. 마늘은 우리나라에서 가장 많이 쓰는 양념이지만, 중국에서는 마늘보다는 생강을 더 중요한 양념으로 사용하고 있다. 이는 가장 중요하게 쓰는 양념의 차이가 서로 다르다는 것을 언급하고 있는 것이다.

그렇다면 우리는 왜 이웃과 다르다는 것을 강조하고 있는가? 거대 강국을 이웃해 있으면서 자신의 특성과 고유한 문화를 갖지 못했을 때에는 중국에 동화될 수 있다는 것이다. 중국에 있는 많은 소수민족이 있다고 말하지만, 많은 수의 소수민족이 사라져 버린 것도 자명한 사실이다. 특히 청나라를 건국하고 현재 중국의 거대한 영토를 지닐 수 있게 하였던 만주족은 현재 어떤 상태에 있는가? 현재 중국에 있는 만주족은 소수민족으로서의 특성을 거의 잃어버린 것이 아닌가 하는 생각을 하게 된다. 왜냐하면 그들은 그들 자신의 고유 언어와 풍속을 제대로 유지해 오지 못하고 있기 때문이다.[2]

우리 속담에 "애쑥국에 산촌 처자가 속살 찐다."라는 말이 있다. 갓 돋아난 쑥으로 국을 끓여 먹은 산골 아가씨가 새봄을 맞아 한층 성숙해진다는 뜻이다. 쑥이 여자에게 생기와 윤기를 더해 준다는 말인데 이 속담에서 생식과 다산의 의미도 담겨 있다.

중국 명나라 때 의학서인 《본초강목(本草綱目)》에서도 쑥이 여성들의 생식에 이롭다는 내용이 있다. 쑥은 음기를 돋아서 새살이 돋아 아이를 갖게 한다고 했다. 또 몸속에 있는 찬 기운과 나쁜 기운을 몰아낸다고 했으니 쑥을 여성의 출산 능력을 높여주는 묘약으로 파악했던 것이다. 실제로 예전 할머니들은 아이를 임신한 며느리가 아랫배에 통증이 있거나 하혈을 하는 등의 유산 기미가 보이면 쑥을 뜯어다가 먹였는데, 쑥이 유산을 막아준다고 믿었기 때문이다. 그뿐만 아니라 쑥을 먹으면 불규칙한 생리 주기를 고르게 해주며 얼음장처럼 찬 손발을 따뜻하게 해준다고 했다. 요즘도 갓 아기를 낳은 산모에게는 쑥으로 찜질을 해주는 것도 같은 까닭이다.

쑥은 옛날부터 생명력과 다산의 상징이었다. 실제로 쑥은 생명력이 강해 어느 곳에서도 잘 자라고 번식력이 왕성하다. 여자들은 물에 쑥을 풀어 목욕을 하거나 베갯속에 쑥을 넣고 잠을 자기도 했는데, 쑥을 통해 왕성한 생명력을 전해 받으려는 소망이 담겨 있다.

쑥은 한약 명칭으로 애엽(艾葉)이라고 한다. 그 성질이 차가워서 날것으로 쓰면 지혈작용이 있고, 쪄서 쓰면 온경(溫經), 조경(調經), 안태(安胎)하여 태기를 편안하게 하고 유산을 방지하며, 옥시토신과 같은 작용을 하는 물질이 들어 있어서 분만을 촉진하기도 한다. 이처럼 쑥은 여과(女科)의 성약(聖藥)으로써 우리나라에서는 특히 강화도 해변에서 나는 게 좋다고 알려졌다. 이 쑥을 말려 체로 곱게 쳐서 뜸들 때 사용하는 것도 일반적인 상식이다.

마늘은 한약 명칭으로 대산(大蒜)이라고 한다. 주로 살충, 해독작용을 하는 것으로 알려져 있지만 정자 형성에도 큰 효과가 있다. 마늘에 함유된 스코르디닌을 투여한 쥐는 투여하지 않은 쥐보다 수영지속 시간이 4배 가까이 길고 정자도 현저히 증식되었다고 한다.

최근에는 마늘을 하루에 한 통 정도씩 계속해서 먹으면 심장 혈관계 질환을 비롯하여 각종 성인병에 유효하다는 보고도 나왔다. 마늘을 퇴비나 재에 심고 연내에 싹을 틔워 겨울을 보낸다. 이 인경이 연내에 새 인경을 낳게 되는데 연내에는 대체로 단일 구근이 된다. 이를 독두산(獨頭蒜)이라 하며 정력에 더 효과적이다.

마늘, 파, 부추는 모두 정력제인데 이들과 유사한 달래[山蒜, 小蒜] 역시 정력제이다. 결국, 쑥은 여성에게 마늘은 남성에게 있어서 생식과 관련된 약재임을 알 수 있다. 쑥은 몹시 쓰고, 마늘은 몹시 맵다.

그럼에도 불구하고 사람이 되겠다는 일념으로 어두운 굴속에서 쓴맛, 매운맛을 감내해야 했던 곰의 그 우직스러운 끈기가 우리 민족의 민족성 형성에 영향을 준 것은 아닌가?

약식동원(藥食同源)이니 신토불이(身土不二)니 하는 말이 있다. 앞의 것은 의약품과 식품이 동일하다는 뜻이고, 뒤의 것은 사람의 몸과 토양, 즉 자연환경이 분리될 수 없다는 뜻이다. 쑥은 신생지기(新生之氣)를 가득 머금은 초봄의 산야에서 아낙네들의 섬섬옥수를 거처 구수한 된장국에 들어가 자연의 봄기운을 사람에게 전해 주는가 하면 떡에 들어가 향긋하고 씁쓰레한 맛으로 식욕을 돋우어준다.

민속적으로 쑥에는 나쁜 기운을 쫓아내는 정화의 기능이 있다고 믿었다. 쑥에는 곤충이나 해충을 쫓는 약초의 성분은 물론이고 귀신과 악령을 쫓아 몸과 마음을 정화시키는 기능도 있다고 믿었다. 동서양에 널리 퍼져있는 민속인데, 우리도 예전 단오절이면 쑥으로 인형을 만들어 문에다 걸어 놓아 나쁜 기운의 접근을 막았다. 유럽에서도 전염병이 돌면 대문에 쑥을 걸어 놓았고 번개가 심하게 치는 날에도 쑥을 걸면 벼락이 떨어지는 것을 피할 수 있다고 믿었다.《성경》에도 세례 요한이 황야에서 지낼 때 쑥을 허리에 감고 지냈다고 쓰여 있는데, 쑥이 사탄을 물리친다는 고대의 주술적 믿음이《성경》에 반영된 것이 아닌가 생각된다.

북미 인디언도 쑥을 신성시하는 풍속이 있다. 쑥으로 손과 얼굴을 문지르면 몸이 정화된다고 하여 어떤 부족은 쑥으로 여성의 성인식을 치르기도 한다. 초경을 한 소녀에게 쑥을 문지르며 몸을 정화하는 부족도 있다.

한편, 우리나라 사람들도 쑥을 즐겨 먹는데 여기에는 독특한 향기에서 풍기는 맛은 물론이고 쑥의 약효와 신령한 기운의 덕을 보려는 주술적 믿음도 함께 녹아 있는 것이 아닌가 생각된다.

《동국세시기》를 보면 예전에는 음력 5월 5일 단오에는 쑥을 뜯어서 쑥떡을 만들어 먹었는데 쑥 중에도 오전 11시에서 오후 1시 사이인 단오절 오시에 뜯은 쑥은 약쑥이라고 해서 약효가 특히 좋았다고 믿었다. 단오에 뜯은 쑥으로 나쁜 기운을 쫓아 액땜을 하려는 소망을 담았던 것이다.

　중국 송나라 때의 역사를 적은 책인 《송사(宋史)》〈고려전〉에는 정월 첫 뱀의 날인 상사일이면 파란 쑥으로 물들인 떡을 해 먹는데 고려에서는 식품 중에 으뜸으로 여긴다고 했다. 상사일은 집안에 뱀이 들어와 화를 입는 것을 막으려는 날인데 이날 쑥떡을 해 먹는 것도 쑥의 신령한 기운을 이용해 화를 면하려는 믿음에서 비롯된 것으로 보인다. 어쨌든 옛날에는 쑥을 상서로운 식물로 여겼던 모양이다. 《고려사절요(高麗史節要)》를 보면 의종 때 정자에 쑥 세 줄기가 돋아난 것을 보고 상서로운 풀이라고 해서 서초(瑞草)라고 불렀다 한다.[3~5]

2. 우리나라 옛 기록 중의 쑥

　중국과 우리나라는 환경 조건이 비슷하여 식생이 같은 것이 많다. 또한, 인적 교류, 학문적 교류와 식물의 전파도 대부분 중국을 경유하는 경우가 많았다. 그래서 중국의 기록이 자주 인용되고 우리의 기록 문화에 영향을 주었다. 단군신화 외에도 국내에서는 구황식물로 약용식물로 쑥이 기록되었으며, 경우에 따라서는 너무 흔하고 우리 삶에 가까이 있기 때문에 기록되지 않고 소홀히 한 경우도 있었을 것이다.

1) 고대의 식생활

　중국에서 식용되었던 채소나 야생초는 여러 고전 속에 다채롭게

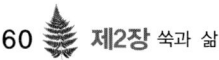

기록되어 있으며, 이들은 우리나라에도 대부분이 있었을 것이다.

《시경(詩經)》에 의하면 채소밭이 따로 있었고 아욱, 외[瓜 과] 등이 재배되고 있었음을 알 수 있다. 그리고 순무[菲 봉], 쑥, 더덕, 미나리, 순채, 도꼬마리, 택사, 냉이, 박주가리, 소루쟁이, 고사리, 고비, 죽순, 부들, 구기자 나뭇잎, 칡 등의 이름도 기록되어 있다.[6]

《음식지미방(飮食知味方)》(1598~1680)에 쑥탕이 기록되어 있으며 쑥탕의 재료로는 쑥, 꿩, 달걀, 마른 청어, 간장이 기록되어 있다. 《시의전서(是議全書)》(19세기 말)에는 애탕(艾湯)이 기록되어 있으며 재료로는 쑥, 쇠고기, 참기름, 간장, 달걀, 북어가 기록되어 있다. 조선왕조 궁중의 일상식에 먹었던 국의 종류에 대하여 《원행을묘정리의궤(園行乙卯整理儀軌)》의 내용을 보면 탕 종류에 쑥국이 들어있다.[7]

《제민요술(齊民要術)》 속에는 식용 야생초로서 승아, 까치수염, 냉이, 비름, 명아주, 삼백초, 칡, 쑥[艾]·개사철쑥[蒿·菁蒿], 줄풀, 고사리 등이 나온다.[8] 신국(神麴)은 볶은 밀, 찐 밀, 날 밀을 각각 같은 양씩 혼합하여 쓴다. 따라서 신국의 특색은 날 밀이 반드시 들어간다는 것이고, 볶은 밀은 분국·신국의 양쪽에 들어간다. 신국은 날 밀을 쓰기 때문에 분국보다 국균의 번식은 용이하겠지만, 국을 만드는 데에 기간과 조작 규정이 까다롭다. 도꼬마리, 보릿짚, 뽕나무 잎을 누룩에 덮어서 식물체에 붙어 있는 곰팡이·효모가 부착하여 번식되도록 하고, 또 도꼬마리, 뽕나무 잎, 쑥 등을 달인 즙으로 반죽을 한다.[9]

구황음식(救荒飮食)

- 대두 및 밀기울밥 : 콩깍지 또는 밀기울을 좁쌀과 섞어서 지은 밥.
- 쑥개떡 : 고은 등겨에 쑥을 섞어 넣고 밀가루를 조금 섞어 개떡을 찐다. 또는 쑥 외에 느티잎, 시무나무잎, 뻐깃잎 등도 쓴다.
- 찐보리 : 덜익은 보리를 볶아서 겨를 날리고 그대로 쪄서 먹는다.
- 보리범벅 : 양식이 떨어지게 되었을 때 보리가 물이 질질 흐르지 않을 정도로만 익으면 덜어다가 찧어서 죽을 쑨다.
- 조북시미 : 좁쌀을 빻아서 무나 호박채를 썰어 넣어서 섞어 찐 것.
- 송기죽 : 송기(소나무의 속 껍질)를 잿물에 푹 삶아서 우려내고 부드럽게 찧은 다음 체로 받쳐 잡곡류를 조금 넣고 쑨 죽, 또는 떡을 해 먹기도 한다.
- 칡뿌리떡 : 칡뿌리로 녹말을 내어 말려두고 떡을 하는데 쑥과 곡물을 넣기도 한다.
- 호박범벅 : 늙은 호박에다 밀가루와 양대, 팥, 기장 등을 넣고 끓인다.
- 수수차노치 : 수수를 찧어 가루로 만들고 반죽을 해서 낸 다음 기름에다 적을 굽는다.[10]

쑥의 효과를 기록한 것을 보면 우리나라 고전 문헌은 아래와 같다.

《동의보감(東醫寶鑑)》 산모의 대변 하혈이 있거나 산후복통 또 월경불순, 감기로 인한 오한과 열, 오래된 이질, 피부병, 음부의 각종 질병, 풍습, 옴, 종양 등을 치료하며 모든 실혈을 치료하고 졸심통(卒心痛)을 치료한다. 쑥은 잉태하게 하고 태를 편안하게 하며 배가 아픈 것을 치료한다. 또 인진쑥은 황달을 주로 치료하므로 온몸이 황색을 발하고 소변이 붉은색이 있을 때 진하게 달여 마신다.

《향약대사전(鄕藥大事典)》 기혈을 다스리고 한습(寒濕)을 몰아내며 몸을 따뜻하게 하고 지혈과 안태의 효능이 있다. 또 복부의 냉증에 의한 통증, 토혈, 비출혈, 월경불순, 대하, 태동불안, 부스럼, 옴, 만성설사 등에 좋다.

《본초강목(本草綱目)》 쑥은 속을 덥게 하여 냉을 쫓으며 습을 덜어준다. 기혈을 다스리고 자궁을 따뜻하게 하며 모든 출혈을 멎게 한다. 배를 따뜻하게 하고 경락을 고르게 하며 태아를 편하게 한다. 또 복통, 냉리, 곽란으로 사지가 틀리는 것을 다스린다.

《한국약용식물도감(韓國藥用植物圖鑑)》 통경(通經), 지혈, 산한(散寒), 제습(除濕), 지통(止痛), 수렴성 지혈, 부인대하, 복통, 건위 등에 효과가 있다.

《향약집성방(鄕藥集成方)》 참쑥은 이질, 토혈과 부인의 하혈 등을 치료하고 음기를 잘 통하게 하며 새살이 잘 나오게 한다. 또 풍한을 막아내며 자식을 낳게 한다. 날것은 성질이 차고 볶은 것은 성질이 따뜻하다. 하혈, 코피, 피고름을 누는 이질 등을 치료한다. 쑥을 달일 때에는 바람을 쐬지 말아야 한다. 인진쑥은 풍습한열의 사기를 없애고 열이 몰린 탓으로 온몸이 누래지면서 오줌을 누지 못하는 것 등을 치료한다.

오래 먹으면 기운이 나며 얼굴이 좋아지고 장수한다.

《방약합편(方藥合編)》 경맥을 잘 통하게 하고 비위를 덥혀 준다. 사(邪)를 몰아내며 태루(胎漏)와 가슴앓이에 모두 넣어 쓴다. 또 사철 쑥은 황달을 낫게 하고 사열(瀉熱), 이뇨, 청열하는데 좋은 약이다.

2) 고대의 의료

옛날 우리나라의 보건 및 의료제도는 한마디로 원시적인 요법에 지나지 않아 애매하게 많은 생명들이 질병으로 죽어갔다. 옛날의 치료에는 3대 요법으로 첫째, 진단은 환자의 수족에 맥박을 손으로 짚어 진맥을 통한 청진, 하나는 현대와 같이 환자의 환부를 눈으로 보는 시진(視診), 환자와의 대화에 의한 문진(問診)을 통해 병명을 단정했다.

치료는 모두 한약으로 치료하는 방법과 약을 사용하지 않고 침(針)으로 사람의 360개 혈구(穴口)에 침을 사용하는 방법과 구(灸)로 불과 쑥으로 뜸질하는 3대 요법뿐이었다. 그런데 이 3대 요법 중 치료의 속도가 탕재에 의한 약재 요법보다 針(침)과 구(灸, 뜸질)의 편이 빨랐음으로 1침(針) 2구(灸) 3약(藥)이라는 말이 바로 이로 인해서 나오게 되었다.[6, 11]

《향약구급방》에는 약용과 아울러 식용되는 야생초로서 멧미나리, 창포, 오이풀, 칡뿌리·쑥[艾], 속새, 쇠비름, 쇠귀나물, 자리공, 도꼬마리, 범부채의 뿌리, 게로기(모싯대), 궁궁이(산형과의 여러해살이 풀), 삽주(국화과의 여러해살이 풀)·국화, 새삼(메꽃과 한해살이 기생 식물), 쇠무릎, 겨우살이, 승아(수영 – 마디풀과의 여래해살이 풀), 질경이, 족두리풀, 으름, 현삼, 백합, 개구리밥, 말 등이 나오고, 《동문선》에 고사리가 나온다.[12]

《본초강목》의 백애(白艾)에 대한 내용에는[13] "별록 왈, 애엽은 밭이나 들에 나고 삼월 삼일에 채집하여 건조시킨다. 사방에 자생하되 길가 또는 네 곳에서 자란 것이 유명하다. 이 쑥은 뜸도 뜨고 많은 병을 다스린다. 이른 봄 땅에 퍼져 나는 싹이 좋다. 쑥 줄기나 잎의 뒷면은 백색이다. 작은 싹이 더 우량하다. 삼월 삼일이나 오월 오일에 채집하여 햇볕에 건조시키고 오래 묵은 쑥이 좋다.(別祿曰 艾葉生田野 三月三日采 暴乾 處處有之 以複道及四明者爲佳 云此種灸 百病尤 勝初春布地生苗 莖類蒿 葉背白 以苗短者爲良 三月三日 五月五日 茱葉暴乾 陳久方可用)"라는 기록이 있다.

또 《맹자》에는[14] "이제 왕이 되고자 하는 자는 칠년 묵은 병을 고치려고 삼년 말린 쑥을 구함과 같으니, 진실로 쑥을 준비하지 않으면 종신토록 구하지 못하리니, 진실로 어짐에 뜻을 두지 않으면 종신토록 근심하며 욕을 보다가 죽음의 구렁텅이에 빠지게 되리라.(今之欲王者는 猶七年之病에 求三年之艾也니 苟爲不畜이면 終身不得하리니 苟不志於仁이면 終身憂辱하여 以陷於死亡하리라)"라는 쑥에 대한 내용이 있다.

또 《시경》에는 "키큰 다북쑥(蓼蕭) – 료피소사(蓼彼蕭斯)에 영로단혜(零露湑兮)로다 (크게 자란 다북쑥에 이슬이 촉촉이 적셔주네).15) 무성한 다북쑥(菁菁者我) – 청청자아(菁菁者我)여 재피중아(在彼中阿)로다(무성한 다북쑥 언덕위에 자라났네).16) 더부룩한 다북쑥(蓼莪) – 료료자아(蓼蓼者莪)니 비아이호(匪莪伊蒿)로다(더부룩한 다북쑥 자라니 다북쑥 아니아니 약쑥이로다)17)라는 내용도 있다.

《동의보감》에 의하면18) 애엽(艾葉)은 "사재발쑥, 성질은 따뜻하고 열하다고도 한다. 맛은 쓰며 독이 없다. 오랜 여러 가지 병과 부인의 붕루를 낫게 하여 안태시키고, 복통을 멎게 하며, 적리와 백리를 낫게 한다. 오장 치루로 피를 쏟는 것과 하부의 익창을 낫게 하며, 기육을 살아나게 하고, 풍한을 해치며, 임신하게 한다.(性溫 一云熱, 味苦, 無毒, 主久百病, 主婦人崩漏安胎, 止腹痛, 止赤白痢, 五臟痔瀉血, 療下部䘌, 生肌肉, 辟風寒, 令人有子)"라는 내용과 쑥을 만드는 제애법(製艾法)은 "약쑥잎은 여러 가지 병을 치료하기 위하여 뜸 뜨는 데 쓴다. 음력 3월 3일이나 5월 5일에 잎을 뜯어서 햇볕에 말려 쓴다. 길섶에서 무성하게 자란 것과 여러 해 묵은 것이 좋다.(艾葉主灸百病, 三月三日五月五日採葉暴乾, 以覆道者爲佳, 經陳久方可)"라고 쓰여 있다.

쑥에 대한 고문헌 중 《세종실록지리지》(1454년)에 의하면19) '사자족애(獅子足艾)'라는 명칭이 2회 기록되어 있고, 《신증동국여지승람》(1530년)20)에 1회, 《강도지》(1696년 이형상의 병와집(甁窩集)21)에 1회, 《여지도서》(1759년)22)에 해애(海艾)로 1회, 《강화부지》(1783년, 김노진 저)23)에 애(艾)로 1회, 《대동지지》(1864년, 김정호 저)24)에 애

(艾)로 1회 각각 표시되어 있다.《증맥 방약합편(證脈 方藥合編)》[25]에는 "애엽은 성질이 온평하다. 귀사를 몰아내며, 태루와 심동통에 가해도 좋다.(艾葉溫平敺鬼邪(애엽온평구귀사) 胎漏心疼並可加(태루심동병가가)"라고 기록되어 있다.

3) 조선 왕조실록의 쑥[26]

세종 6년(1424) : 지조소(紙造所)에서 댓잎[竹葉] · 솔잎[松葉] · 쑥대[蒿節] · 창포대[蒲節]를 섞어 만든 사색 책지(四色冊紙) 모두 406첩(貼)을 올리니, 주자소(鑄字所, 조선시대 활자의 주조를 담당하던 관청)에 내려보냈다 종이를 만들 때 색깔을 내기 위하여 쑥대를 넣었던 기록이다.

세종 29년(1447) : 왕은 도체찰사 황보인에게 흉년 구제에 힘쓰도록 유지를 내리면서 쑥이 흉년 구제에 도움도 되지만 독이 발생할 수 있으니 허약한 사람은 먹지 않도록 당부하였다.

연산 1년(1495) : 승정원이 왕의 잦은 소변에 대한 치료약으로 쑥으로 뜸을 떠서 효과를 보았다는 왕의 전교가 있었다.

선조 39년(1606) : 왕의 통증이 도져서 약방 도제조 유영경(柳永慶)이 왕께 아뢴 말에 대하여 선조가 답하기를 "특별히 말할 만한 증세는 없는데 아마 습냉(濕冷)한 기운에 저촉되어 다시 일어난 듯하다. 급히 침을 맞고 쑥뜸을 뜨고자 한다."라고 하여 약방의 처방이 아니라도 임금도 쑥뜸의 효과에 대하여 이미 알고 있고 시술을 받은 경험이 있는 듯하다.

 광해 14년(1622) : 왕이 병중에도 정사에 힘쓰므로 걱정이 되어 비변사(備邊司, 조선 중·후기 의정부를 대신하여 국정 전반을 총괄한 실질적인 최고의 관청)가 왕에게 다음과 같이 아뢰었다. "《맹자》에 이르기를 '7년 된 병에 3년 된 쑥을 구하려 하나 진실로 기르지 않는다면 어떻게 얻을 수 있겠는가.'라고 하였습니다."라고 하여 3년 된 쑥이 중국에서도 효과가 있다는 것을 알고 있었고, 품질이 좋은 쑥을 얻기가 힘들다는 의미도 포함된 듯하다.

 인조 10년(1632) : 내상의 증세는 살갗이 단단하지 않아 잠깐 찬바람을 쐬면 바로 한기가 들고 열이 나는 증세를 말한다. 더구나 연일 쑥으로 뜸을 뜨고서 갑자기 삭전(朔奠, 매달 음력 초하룻날 아침에 지내는 제사)을 올릴 때에 참석하였으니, 성상의 건강이 더 손상된 것은 당연하다고 하였다. 매일 쑥뜸을 떠야 할 만큼 왕의 건강이 매우 나쁜 상태임을 나타낸다.

 효종 1년(1650년) : 임담(林墰)의 병세를 궁금해 하는 효종에게 비변사(備邊司)의 계(啓)에서 기록하기를 배 아래가 응결되어 가끔 위로 치밀면 몸을 움직일 수 없어 배 밑 두 다리 여러 곳을 쑥으로 많이 뜬다고 기록하여 쑥뜸이 고위관리들에게도 통용되었다.

현종 15年(1674) : 상이 쑥뜸으로 생긴 종창의 통증 때문에 침을 맞았다.

   영조 46년(1770) : 단오절에 쑥띠를 제거할 것 등을 하교한 것은 단오절에 행하는 여러 가지 풍습에 대하여 유래를 알 길이 없고 정도에 어긋나기 때문에 왕이 잘못된 풍속을 바로잡으려고 하교한 내용이다. 그 풍습 중의 하나가 쑥띠[艾帶]를 만들어 과세(過歲)하는 밤에 진배(進排)하는 풍속을 말한다.

   순조 30년(1830) : 임금이 지방 방백들에게 농사를 독려하고 권장하도록 지시하는 왕의 윤음이 있었다. 농사에 장애가 되는 모든 행정을 금지하게 하고 백성들에 대한 사랑을 표현하였다. 여기에서 만일 좋은 땅이라도 힘을 다하지 않거나 시기를 놓치면 웅덩이와 쑥대밭이 된다고 경고하고 있다. 쑥은 좋은 땅이 아니라도 잘 자란다는 뜻이고, 시기와 무관하게 연중 전파되고 노력하지 않아도 어느 곳이나 왕성하게 자란다는 뜻이다. 즉 피폐한 농지의 상징으로 쑥이 사용되어 구황작물로의 가치는 있지만 농사에는 잡초일 뿐이었다.

   4) 옛 시 속의 쑥

약 봉지며 서책들 너저분한 거사의 집	藥裹書籤居士家
비야에 병문안 오는 이 하나 없네	無人問疾到毗耶
야윈 몸에 시험 삼아 선고의 쑥*뜸 떠 봤는데	羸軀乍試仙姑艾

입이 쩍쩍 달라붙어 육자의 차 생각나네	燥吻頻思陸子茶
게을러진 뒤끝이라 시문의 실력은 줄었어도	筆底波瀾慵後減
조용해서 선정(禪定) 공부 더욱 더 재미나네	蒲團功課靜來加
이 몸으로 중추절(中秋節)을 어떻게 맞으리오	何堪更值中秋夕
적막하게 싸늘한 방 달빛도 하나 없이	寂歷寒房閉月華

〈채호(采蒿)〉는 흉년을 걱정하여 쓴 시다. 가을이 되기도 전에 기근이 들어 들에 푸른 싹이라곤 없었으므로 아낙들이 쑥을 캐어다 죽을 쑤어 그것으로 끼니를 때웠다(采蒿閔荒也 未秋而饑 野無靑草 婦人采蒿爲鬻以當食焉). 기사년 내가 다산의 초당에 있을 때인데, 그해에 크게 가물어 그 전해 겨울부터 이듬해 봄을 거쳐 입추(立秋)가 될 때까지 들에는 푸른 풀 한 포기 없이 그야말로 적지천리(赤地千里)였다. 6월 초가 되자 유랑민들이 길을 메우기 시작했는데 마음이 아프고 보기에 처참하여 살고 싶은 의욕이 없을 정도였다. 죄를 짓고 귀양살이 온 이 몸으로서는 사람 축에 끼지도 못하기에 오매(烏昧)에 관하여 아뢸 길이 없고, 은대(銀臺)의 그림도 바칠 길이 없어 그때그때 본 것들을 시가(詩歌)로 엮어보았는데, 그것은 처량한 쓰르라미나 귀뚜라미가 풀밭에서 슬피 울듯이 그들과 함께 울면서 올바른 이성과 감정으로 천지의 화기(和氣)를 잃지 않기 위해서였던 것이다. 오래 써 모은 것이 몇 편 되어 이름 하여 전가기사(田家紀事)라고 하였다.

---

* 선고의 쑥 : 서왕모(西王母)의 선약(仙藥) 가운데 영총애(靈藂艾)가 있었다 한다.《漢武內傳》[27]

다북쑥을 캐고 또 캐지만	采蒿采蒿
다북쑥이 아니라 새발쑥이로세	匪蒿伊莪
양떼처럼 떼를 지어	群行如羊
저 산언덕을 오르네	遵彼山坡
푸른 치마에 구부정한 자세	靑裙傴僂
흐트러진 붉은 머리털	紅髮俄兮
무엇에 쓰려고 쑥을 캘까	采蒿何爲
눈물이 쏟아진다네	涕滂沱兮
쌀독엔 쌀 한 톨 없고	瓶無殘粟
들에도 풀싹 하나 없는데	野無萌芽
다북쑥만이 나서	唯蒿生之
무더기를 이뤘기에	爲毬爲科
말리고 또 말리고	乾之𦯶之
데치고 소금을 쳐	瀹之醝之
미음 쑤고 죽 쑤어 먹지	我饘我鬻
다른 것 아니라네	庶无他兮
다북쑥 캐고 또 캐지만	采蒿采蒿
다북쑥이 아니라 제비쑥이라네	匪蒿伊䕃
명아주도 비름도 다 시들고	藜莧其萎
자귀나물은 떡잎도 안 생겨	慈姑不孕
풀도 나무도 다 타고	芻樾其焦
샘물까지도 다 말라	水泉其盡
논에도 논우렁이 없고	田無田靑
바다에 조개 종류도 없다네	海無蠯蠯

높은 분네들 살펴보지도 않고	君子不察
기근이다 기근이다 말만 하면서	曰饑曰饉
가을이면 다 죽을 판인데	秋之旣殞
봄에 가야 기민 먹인다네	春將賑兮
남편 유랑길 떠났거니	夫壻旣流
나 죽으면 누가 묻을까	誰其殣兮
오 하늘이여	嗚呼蒼天
왜 그리도 봐주지 않으십니까	曷其不愁
다북쑥을 캐고 또 캔다지만	采蒿采蒿
캐다가는 들쑥도 캐고	或得其蕭
혹은 쑥 비슷한 것도 캐고	或得其薕
제대로 다북쑥을 캐기도 한다네	或得其蒿
푸른 쑥이랑 흰 쑥이랑	方潰由胡
미나리 싹이랑	馬新之苗
무엇을 가릴 것인가	曾是不擇
다 캐도 모자란데	曾是不饒
그것을 뽑고 뽑아	挈之挐之
둥구미와 바구니에 담고	于筥于筲
돌아와 죽을 쑤니	歸焉鬻之
아귀다툼 벌어지고	爲飧爲饕
형제간에 서로 채뜨리고	兄弟相攫
온 집안이 떠들썩하게	滿室其嚻
서로 원망하고 욕하는 꼴들이	胥怨胥詈
마치 올빼미들 모양이라네	如鴟如梟[28]

■ 소사원의 모정에서[素沙院茅亭]²⁹⁾

이른 새벽에 진창길을 건너가니	凌晨渡泥潦
띠집이 평평한 들을 눌러 있는데	茅宇壓平原
기러기 오리는 하늘 멀리 날고	雁鶩兼天遠
물쑥들은 땅을 파랗게 덮고 있네	蔞蒿蓋地繁
분분히 달리는 건 삼도의 역말이요	紛紛三道馹
띄엄띄엄 있는 건 두어 집 마을일세	點點數家村
남주의 나그네 머리 돌려 생각하니	回首南州客
그 회포를 쉽게 논하지 못하겠네	情懷未易論

■ 아침에 일어나다³⁰⁾

맑은 새벽에 병 무릅쓰고 일어나	淸晨扶病起
모자 젖혀 쓰고 와상에 기대 있네	岸帽倚烏牀
약을 썰어라 인진쑥을 보드랍게	藥切茵陳細
죽은 텁텁해라 율무는 향기롭네	粥濃薏苡香
술이 마시고파 좋은 술 생각하고	澆腸思美酒
손 가는 대로 약방문도 베끼노라	信手抄良方
이 신세의 무궁한 일 가운데	身世無窮事
편안히 좌망*이나 배우련다	居然學坐忘

---

* 좌망(坐忘) : 도가의 용어로, 즉 물아(物我)를 둘 다 잊어서 도와 합치하는 정신세계를 말한다.

5) 옛 서간(書簡) 속의 쑥

1872년 9월 19일에 류정호(柳廷鎬)가 성용(聖鎔) 형에게 보낸 편지이다. 편지의 내용은 대체로 다음과 같다.

> 저는 부모님 모시고 그럭저럭 지내고 있으나 아이의 병이 낫지 않고 있어 걱정입니다. 근래에는 쑥이 들어간 처방을 대여새 동안 시험해 보고 있습니다. 그간 얼마나 신경 쓰며 지냈는지는 짐작하실 수 있을 것입니다. 세변(世變)이 날로 더 생겨나 가형(家兄)께서 잘 신경 써주시지 못하는 것도 이해가 갑니다. 아이의 병에 해애(海艾)가 많이 소용되는데 여기에서는 구할 수 있는 길이 없으니, 이번 인편에 모쪼록 충분히 보내주시기 바랍니다.[31]

서석화(徐錫華 : 1860~1924)가 원파(元坡)에 보낸 편지로, 며느리의 병에 쓸 쑥을 구해줄 것을 부탁하는 내용이다.

> 며느리의 오랜 병이 가을 이후로 더욱 심해져서 약을 먹고 침을 맞고 뜸을 뜨는 등 해보지 않은 것이 없는데 아무것도 효과를 보지 못하였습니다. 해애(海艾 : 섬에서 나는 쑥)를 구해서 복용하고 뜸을 뜨는 것을 열흘이나 달포쯤 시험해볼 계획이오니 널리 쑥을 구해서 보내줄 것을 청합니다. 병을 알려서 걱정을 더하는 것이 마땅치 않다고 생각하여 조금 낫기를 기다려 문안할 생각이었지만, 지금은 약

> 을 시험할 도구를 상대방에게 의지하지 않을 수 없어서 사람을 보내는 것이니 지나치게 놀라지 마십시오.[32)]
>
> 본인은 여위는 증상이 날이 오래될수록 더욱 심해져, 이미 뜸뜨는 방법도 사용하지 못하여 괴로운 형상은 말할 수 없는데, 전에 효과를 본 것은 어떠할지 모르겠습니다. 보내준 바닷가 쑥은 돌아보고 사랑함이 지극하지 않으면 할 수 없으니 말로 다할 수 없이 고맙습니다. 병을 참고 어렵게 쓰느라 대략 쓰고 줄이니 부디 살펴주시기 바랍니다.

자신의 근황에 대해서는 아버지는 그럭저럭 편안하지만, 자신의 병이 심해져서 괴로워하며 지내고 있다고 하였다. 그리고 상대방이 전에 이미 허락했던 약료(藥料)를 있는 대로 보내줄 것을 청하였으며, 흉년이 심해 호초(蒿草 : 쑥)를 구하기 어려운 형편을 이야기하고 전의 첩(帖)에 따라서 서너 바리를 보내줄 것을 청하였다.[34)]

자신은 손아(孫兒)의 설사병이 대단하지는 않지만 미루다가 이 지경에 이르렀으니 매우 근심된다고 했다. 배에 뜸을 놓아야 되는데 마른 쑥을 구하지 못했으니 보내주기 바란다고 했다.[35)]

3. 쑥과 민속

1) 전설

중세의 전설에 따르면 세례 요한이 광야에서 자신을 보호하는데 쑥으로 만든 허리띠를 이용했다고 하였다. 중세 시대에는 그래서 세례 요한 이브(6월 23일)에는 쑥으로 불을 피워 연기를 만들었다. 이 불을 언덕 높은 곳에 피워 악령이 들어 있는 공기를 정화시키고, 주민, 동물, 농작물을 보호하도록 하였다. 또 연기 나는 쑥 묶음을 집이나 곳간의 입구에 매달아서 보호 기능을 이용하였다. 초여름에 쑥불을 피우는 관습은 고대 갈리아 사람들로부터 시작되었다.

아메리카 원주민들은 쑥차를 감기, 독감, 기관지염, 발열에 이용하였다. 쑥 연기를 세 번에서 여섯 번 코로 들여 마셔 폐를 연기로 가득 채우므로 효과가 있을 것으로 믿었다. 또 니코틴이 없는 담배로도 이용하였다.

나무쓴 쑥(A. arborescens)은 중동지역이 원산지로 매우 쓴맛이 강한 향미식물이다. 종종 박하와 함께 차로 이용하며 약간의 환각적 특성을 갖는다.

심령술을 중시하는 특정 종교 집단에서는 쑥이나 쓴 쑥이 심령을 유도하는데 효과가 있다고 하여 정원에 이들 식물을 재배하고 있다. 이 속에 속한 식물들은 'Artemisia'와 모든 능력을 가지고 있다고 믿는 달의 여신인 Artemis와의 강한 유대에서 시작된다. 이스라엘에서 Artemisia는 때때로 시바의 여왕인 시바와 관련이 있다고 하며, 힌두교에서 시바(shiva)는 신의 이름이다. 고대의 식물학자인 Artemisia는 그리스와 페르시아의 왕 Mausolus의 누이이자 아내였다. Artemisia는 3년간 나라를 통치하였으며 식물학자이자 의학 연구가의 삶을 살다가 기원전 350년에 죽었다.[36]

중국에는 오래전부터 봉래(蓬萊)는 삼신산(三神山)에 자라는 이것이 바로 진시황이 찾던 불로초(不老草)라는 말이 전해온다. 봉래는 우리나라에서 자라는 쑥을 가리키고 삼신산은 우리나라의 백두산, 지리산, 한라산을 가리킨다. 그러므로 이 말은 불로초는 바로 우리나라 땅에서 자라는 쑥이라는 뜻이다. 봉래(蓬萊) 신선장(神仙杖)이니 봉래(蓬萊) 벽사장(劈邪杖)이라는 옛말도 있는데, 이는 다 쑥이 사람을 무병장수하게 하고 온갖 나쁜 것들을 물리칠 수 있다는 것을 강조하는 말이다. 예부터 "품질 좋은 쑥은 산삼, 자초를 능가하는 천하 으뜸의 영약이다."라는 말이 있다. 또 "쑥에 담겨진 비밀을 온전히 깨닫는 자는 화타, 편작을 능가하는 신의가 될 수 있을 것이다."라는 말도 있다. 쑥을 《본초강목》에서는 쑥 애 자를 쓰는데 우리나라에서는 쑥 봉(蓬)자와 명아주 래(萊)자를 써서 봉래(蓬萊)라고도 한다.[37]

2) 마법적 보호 기능

중세에 쑥은 마법적인 보호 기능이 있는 식물로 알려져 있었다. 쑥은 옛날부터 피로를 회복해 주고 여행자들을 악령이나 야생동물로부터 보호하는 데 쓰였다. 로마병사들은 그들의 신발 속에 쑥을 넣어가지고 다니면 피로를 덜 느낀다고 하였다. 쑥은 앵글로 색슨족의 이교도가 신에게 바치는 9개의 식물 중 하나였다는 기록이 있다.

마법적인 목적으로도 이용되어 쑥은 꿈속에서 별나라를 여행하든가 꿈을 선명하게 하고 깨어도 그 꿈을 분명히 기억하게 한다고 한다. 꿈의 어느 단계에 있는지에 따라 작용하는 방법도 다르지만 모든 꿈의 진행 과정을 증폭시키는 것으로 생각된다.

만약 꿈을 꾸지 않는다면 쑥은 꿈을 꾸게 도와줄 것이다. 그러나 꿈을 기억하게 하지는 못할지도 모른다. 만일 꿈을 꾼다면 기억을 통제할 수 있는 꿈으로 만들 것이며, 이미 의식적인 꿈을 꾸고 있다면 쑥은 그 빈도를 증가시킬 수 있을 것이다. 기억된 꿈이 늘 기분을 좋게 하는 것은 아니며 경우에 따라서는 예언적 꿈을 꾸거나 악령이 나타나 잠을 설치거나 불면의 밤을 보내게 할 수 있다. 잠자기 전에 쑥을 연기 형태로 섭취하는 것이 가장 효과가 있다고 한다.

쑥의 성(姓)은 여성, 별은 금성, 4원소의 요소는 땅이다. 신은 Artemis와 Diana이다.

쑥은 정욕과 다산성을 증가시키고, 등이 아픈 것을 예방하고, 다른 정신질환을 치료하기도 한다. 침대 옆에 두면 별세계가 투영되도록 도와주고 베개 밑에 넣고 자면 예언적 꿈을 꿀 수 있다고 하였다. 수정점을 칠 때는 쑥을 태운 향기를 맡으며, 예언을 하기 전에 쑥을 우려낸 물을 마신다. 쑥 우려낸 물은 수정구와 마법 거울을 닦고 쑥잎을 수정구 밑에 놓아 심령 작용을 돕게 한다.

문에 쑥을 걸어 두면 벼락을 막아주고, 현관 계단 아래 넣어 두면 물건을 팔기 위하여 방문하는 사람과 같은 귀찮은 사람이 오지 않는다. 쑥은 또 여행 시 피로, 독 물질, 일사병, 야생동물, 악마의 눈으로부터 보호받을 수 있다.

이교도들이 전해준 신비한 식물 메쑥(*Artemisia vulgaris*)은 프랑스에서는 성 요한의 풀이라는 이름으로 기독교에 개종했다. 이런 이름이 붙은 것은 6월 말에 꽃이 피기 시작할 뿐 아니라 하지를 축하하기 위한 전통적인 불의 축제 때 이 풀이 널리 사용되었기 때문이다. 모닥불 주위에서 춤을 추던 젊은이들은 목에 걸고 있던 쑥꽃 화환을 불 속에 던진다. 이는 한 해 동안 질병으로부터 몸을 보호해 달라는 기원의 뜻을 담고 있으며, 이교도의 풍습을 기독교화한 것이다.[38]

3) 세시풍속과 쑥

▶ 초파일

초파일을 '불교의 날'이라고도 한다. 불도들은 절에 가서 불공을 올리고 일반 가정에서는 쑥버무리(쑥무리)를 해서 이웃과 나누어 먹는다. 쑥버무리는 쌀을 곱게 빻아 쑥을 넣어 버무린 뒤 시루에 쪄낸 떡이다. 봄의 새 쑥이 돋았기 때문에 입맛을 돋우기 위해 시절식으로 하는 것인데 고사가 아니어서 특별한 금기사항은 없으나 간단히 터에 놓은 뒤 시식한다.

▶ 단오

단오란 5가 겹치는 날이다. 12지지(地支) 중 인(寅)부터 시작해서 다섯 번째가 오(午)에 해당하므로 단오는 '오월(午月) 오일(午日)'이 된다. 오(午)는 정남방의 화기, 즉 양기를 의미한다. 단오를 천중절(天中節)이라 한 것도 이때가 되면 하지가 가까워 해도 중천에 높이 뜨기 때문이다. 쑥떡을 수레바퀴 모양으로 만들어 먹는 것도 쑥떡의 둥근 모양으로 하늘의 태양을 상징하고 양기를 몸에 섭취하는 것을

나타낸다.[39]

　단옷날 시절식으로 미나리나물과 쑥떡을 해먹는다. 쑥떡은 쑥과 쌀가루를 버무려 찐다. 단옷날 쑥떡을 해먹는데 그래야만 그해 더위를 막을 수도 있고 병도 이길 수 있다. 대추를 넣어 떡을 쪄먹거나 수리취를 넣어 수리취떡을 만들어 먹기도 한다. 쑥을 짓이겨 떡 속에 넣어 녹색이 나도록 반죽하여 수레바퀴 모양의 떡을 찍어내어 '수리치'라 하니 단옷날을 수릿날이라고도 하였다. 단옷날의 오시(정오)에 쑥과 익모초를 따서 건조해 두었다가 약초로 쓴다. 관목(貫目-말린 청어)에 쑥을 넣어 끓인 애탕(艾湯)도 이 달의 시식이다.[40]

　5월 5일은 단오, 수리, 천중절(天中節), 중오절(重午節), 단양(端陽), 수릿날 등으로 불리며, 안동에서는 설날에 버금가는 명절이다. 천중가절이란 5월 5일 오시(午時)가 되면 천체가 중앙에 놓이게 되므로 그렇게 부르는 것이다. 궁중에서는 애호(艾虎)라 하여 쑥으로 만든 호랑이를 각신(閣臣)에게 내렸고, 궁녀들은 비단으로 작은 호랑이를 만들어 그 위에 쑥잎을 입혀서 머리에 꽂았다. 민간에서는 이 애호 대신에 이날 새벽에 쑥을 문 위에 달았다. 이러한 풍속을 5월 5일은 9월 9일과 같이 불길한 액일로 알았기 때문에 벽사의 뜻에서라 한다. 또 이날은 모든 약을 캐어 독기를 없앤다고 관상감(觀象監)에서는 주사(朱砂)로 천중적부(天中赤符)라는 부적을 박아 문 위에 붙이니 이것도 벽사의 뜻에서 한 것이요, 오늘날의 부적도 이로부터 발전한 것이다.

　옛날에는 단오란 농경의 풍작을 기원하는 제삿날이었으나, 지금은 농촌의 명절로 되어 이날이면 각 가정에서는 수리치떡 따위의 맛있는 음식을 마련하여 단오 차례를 지내기도 하고, 여자는 창포에 머리를 감고, 그네를 뛰며, 남자는 씨름 등의 놀이로 하루를 즐긴다.

단오의 시식(時食)으로는 수리치떡과 앵도화채(櫻挑花采)를 만들어 먹는데, 수리치는 부싯돌에 쓰는 천년애(千年艾)를 이름이니, 그 생것을 썰어 쌀가루에 넣어 푸른빛이 나게 하여 쑥떡이라 하니 지금도 쑥으로 떡을 만든다. 이 수리치떡의 모양이 흡사 수레바퀴 같기 때문에 이날을 수릿날이라고 한다고 하나, 수리는 고(高), 상(上), 봉(峯), 신(神)의 뜻이다. 그러므로 5월 5일을 '신의 날', '최고의 날' 이란 뜻에서 그런 이름이 붙게 되었다고 한다.

안동에서는 녹음이 무성하고 연중 가장 양기(陽氣)가 왕성한 날이라고 한다. 이날 쑥, 창포 같은 양기가 많은 풀로써 노리개를 만들어 차고, 그 물에 목욕하면 몸이 건강하다고 해서 모두들 그렇게 했다. 또 쑥떡을 빚어 먹으면 1년 내내 병이 없어지고, 그네를 타면 병을 실어 보낸다고 믿었다.

단옷날에는 궁궁이(청궁), 쟁피(창포)를 넣어 삶은 물이나 쟁피 삶은 물에 머리를 감으면 머리카락이 윤기가 나고 빠지지도 않으며, 귀신이 범접하지 않는다고 해서 남녀가 모두 머리를 감았다. 지금도 노인들은 쟁피물에 머리를 감는다. 또 쟁피 뿌리를 잘라 비녀를 만들어 이날 하루 아이들 머리에 꽂아 주기도 하는데, 비녀에는 수복(壽福)의 두 글자를 새기기도 하고 연지로 붉게 칠하기도 한다. 붉은색을 양색으로 귀신 쫓는 기능을 가진 데서 생긴 풍속이다. 단오 전날 약쑥을 베어다 음지에 말린다. 오전 중으로 베어야 약이 되며 이것은 속병에 좋다. 그렇지만 약쑥은 아침에 뜯어야 좋고 저녁에 뜯으면 나쁘다고 한다. 안동에서는 특히 쟁피에 쑥을 넣어 삶기도 하고, 산나물로 적을 구워 먹기도 하며, 이날을 중심으로 보리밭 쑥을 뜯어 말려서 약쑥으로 쓴다.[41]

쑥은 지방에 따라 액운을 없애는 약초라 하여 단오절에 창포와 함께 지붕 위에 얹어 놓기도 하고 쑥 달인 물로 목욕을 하거나 머리를 감는 습관도 있었다.

이시진(李時珍)의 《본초강목》에 의하면 쑥은 서리 내린 뒤에 비로소 마른다. 5월 5일에 쑥을 채취하여 말린 후 잎을 딴다.《세시기(歲時記)》에 이르되 5월 5일 닭이 울기 전에 채취한다. 쑥은 사람 모양 비슷한 것을 취하여 뜸 뜨면 효험이 크다고 하였다. 이날 쑥을 따면 사람에 좋고 독기를 없앤다고 한다. 그 줄기를 말려 마유를 발라 뜸을 뜨는데 쓰면 구창이 생길 때까지 뜨겁지 않다고 한다.[42, 43]

학질 떼기

옛날에는 이 병으로 죽는 일이 많아 다양한 민간요법이 전승하고 있다. 그중 솥뚜껑을 쓰고 화장실에 가서 똥 누는 것처럼 앉아 있으면 세성받이가 쑥을 가지고 한 사람이 세 묶음씩 불을 붙여서 다 타면 병이 낫는다고 한다. 이때 쑥은 정화 작업의 한 방법으로 더러운 곳에서 벗어나는 것처럼 학질로부터 낫기를 기원하는 것이다.[44]

동토 잡기

집안에서 흙, 쇠, 나무 등을 잘못 다룸으로써 야기되는 각종의 탈을 푸는 제의식이다. 집안의 살림살이 위치를 손 있는 방향으로 바꾸든지, 어떤 물건을 새로 들이든지, 부엌이나 대문 또는 담장 등을 수리·보수하든지 운이 나쁘면 동토가 난다. 외부에서 물건을 들이거나 나무를 베거나 못질을 해도 탈이 난다.

경상북도 지역에서는 동토를 '달음탈'이라고 부른다. 동토가 난 곳이 확인되면 그 위에 소금을 놓고 쑥을 올려 불을 붙인다. 이때 부적도 함께 태운다. 또 각성바지 세 집의 구정물을 받아서 붓는다. 집안 마당에 약쑥으로 불을 지펴 놓기도 한다. 모두 일곱 번 피워야 달음탈을 잡을 수 있다고 한다. 즉 부정한 것으로부터 일탈의 방법으로 쑥불을 지펴 정상 상태로부터 벗어난 카오스 상태를 쑥으로 코스모스 상태로 되돌린다.[44]

제주(祭酒)

신에게 제사 지낼 때 신을 불러 모시기 위하여 땅에 붓거나 신에게 대접하는 술로 술이 지니는 신성성은 제사이든 연회이든 회동(會同) 때 반드시 그 존장(尊長)이 술로 땅에 제사 지내는 의례를 만들었다.

제주를 만들기 위하여 누룩을 만드는 과정에서 누룩틀에 삼베를 깔고 그 반죽을 넣고는 그 위를 다시 삼베로 덮고 빈틈이 생기지 않도록 발로 단단히 밟아 다져 성형시킨다. 이것이 누룩 디디기이다. 디딘 누룩은 25~28도의 건조한 곳에서 약 한 달 동안 4~5일 간격으로 뒤집어 주면서 쑥을 덮어 띄운다. 쑥을 덮는 것은 사악한 기운이 깃들지 못하게 하기 위함이며 누룩의 변질을 막는 방법으로 사용

하였다.[44)]

출어 고사

첫 출어 시에 어로의 안전과 풍어를 빌기 위해 지내는 제의. 출어 고사는 출어할 때마다 지낸다기보다 새해 첫 번째 출어할 때 지내는 고사라는 뜻이다. 충남 보령의 한 마을의 배 고사를 보면 고사 음식을 선주 부인이 이물, 선장실, 기관실 앞에 진설한다. 진설이 다 되면 단골(단골 무당으로 굿할 때마다 늘 정해 놓고 불러 쓰는 무당)이나 보살 중에서 한 명이 배 주위에 소금을 뿌려서 부정을 물린다. 부정이 심하면 쑥과 고춧가루를 범벅하여 뿌린다. 여느 고사와 마찬가지로 출어 고사에서도 최근 개고기나 뱀고기를 먹은 사람, 가정에 출산이나 초상이 있는 사람 등 부정한 사람의 출입을 철저히 막는다 배 주위에 쑥과 고춧가루를 뿌리는 것은 부정한 것이 범접하지 못하게 하며 출어 시 안녕과 풍어를 동시에 기원하는 것이다.[44)]

삼칠일(三七日)

중요한 일이 발생한 날로부터 7일을 세 번 지낼 때까지 금기(禁忌)를 지키거나 특별한 의미를 두어 대응하는 기간이다. 출산한 지 사흘째 되는 초삼일 또한 삼칠일과 같은 맥락에서 중요하게 다루어졌다. 아기와 산모는 출산 후 3일째 되는 날 비로소 쑥을 달인 물 등으로 씻을 수 있었고, 이후 세이레마다 목욕을 하였다. 여기에서도 쑥의 상징성이 잘 나타나 있다. 삼일에 첫 목욕으로써 정화의 과정을 거친 뒤 초이레에 공식적으로 가족과 대면하고, 삼칠일을 기점으로 가족의 성원이자 공동체의 구성원으로 복귀하였다.

이처럼 삼칠일은 한 생명이 태어나 새로운 공동체 구성원으로 통합되는 중요한 변화 속에서 삿된 기운이 침범하기 쉽다고 보아, 혈연·사회 공동체의 세심한 금기와 배려 속에 점진적인 전이의 과정을 거침으로써 무사히 목적을 달성할 수 있다는 공동체적 삶의 대응방안으로서 중요한 의미를 지닌다.[44)]

짐승 뼈

집이나 마을에 침입할지도 모르는 악귀 또는 역귀를 위협해 미리 물리치고자 대문, 당산나무, 장승, 바위 등에 매달아 두는 짐승의 뼈를 말한다. 민속신앙에서 대문이나 마을 어귀를 지키는 당산나무 또는 장승에 뼈를 매다는 것에는 악귀, 역질 등이 침입하면 너도 죽어서 이처럼 백골의 신세를 면치 못할 것이라는 위협적인 경고의 의미가 있다. 마른 쑥 묶음 등을 대문에 매다는 것도 뼈를 매다는 것과 같은 이치이다. 뼈를 당산나무에 매다는 것은 마을에 침입할지도 모르는 악귀를 방지하고자 하는 것이다.[44)]

횡수막이

횡수(橫數)의 재앙을 막는 제의식. 횡수란 뜻밖에 당하는 운수를 말하기 때문에 삼재와 같은 악재가 포함될 수도 있다. 반면 횡재(橫

財)일 경우 뜻밖에 얻은 재물이니 좋은 일이고 같은 발음이지만 횡재(橫災)는 뜻하지 않은 재난이다. 그런데 횡수라 하면 후자의 횡재(橫災)를 뜻한다. 횡수막이는 해가 바뀐 새해 1년 동안에 닥쳐올 횡수의 재앙을 예방하는 데에 목적이 있다. 횡수막이는 와음(訛音)인 홍수맥이라고도 쓰지만 홍수매기라는 말을 더욱 보편적으로 사용한다. 이밖에 홍수막이라고도 한다.

구전되는 횡수막이 무가(巫歌)에는 횡수를 각 달의 세시풍속으로 막아 낸다는 내용이 있다. "정월 한 달 드는 홍수는 정월이라 대보름날 오곡 잡곡으로 막아 내고, 이월 한 달 드는 홍수는 이월이라 한식날 편떡으로 막아 주고, 삼월 한 달 드는 홍수는 삼월이라 삼짇날 쑥절편이 막아 주고, 사월 한 달 드는 홍수는 사월이라 초파일 날 관등으로 막아 주고, 오월 한 달 드는 홍수는 오월이라 단옷날 수리치떡으로 막아주고, 유월 한 달 오는 홍수는 유월이라 유두일 날 유두떡으로 막아주고……"와 같이 세시명절의 음식이나 그 밖의 행사로 막아 준다는 것이다. 그중 음식이 자주 등장하는데 세시명절에 음식을 하면 우선 신에게 바치기 때문에 음식으로 막아 준다고 상징적으로 표현한 것으로 볼 수 있다.[44]

▶ 호남 넋 건지기 굿(전라북도 무형문화재 제38호)

무녀에 의해 행해지는 호남 넋 건지기 굿은 안택과 넋 건지기, 그리고 넋 맞이 등 3단계로 구분되어 있다. 넋 맞이 과정 중 영가 가족 친지들이 주의를 돌며 솥뚜껑을 쑥물과 향물로 닦는 순서가 있다.

혼백의 위패를 모신 곳에 잡스러운 기운이 함께하지 못하게 정화하는 작업이다.[44]

➡ 액막이 연

한 해의 액운(厄運)을 멀리 날려 예방하는 것은 물론 복을 기원하기 위해 대보름을 기해 띄워 보내는 연(鳶). 주로 방패연을 사용하며, 연의 표면에는 송(送)·송액(送厄)·송액영복(送厄迎福) 혹은 본인의 성명이나 사주·주소 등을 써넣는다. 액연(厄鳶) 또는 송액(送厄)으로도 불린다.

연줄을 끊는 방법에도 민속적 의미가 있다. 창호지 위에 쑥과 뽕나무 숯을 올려놓고 빻아서 담뱃대 모양으로 20cm 정도의 길이로 만다. 이것을 실로 연결하여 연줄에 매고 불을 붙여 연줄을 푼다. 이것이 연줄에 매달려 높이 올라갔을 때 연줄을 잡아당기면, 마치 불꽃놀이처럼 불꽃이 퍼지면서 장관을 이룬다. 연줄에 매달린 불꽃이 다 타면, 연줄이 끊어져 멀리 날아가게 된다. 액막이 연이 떨어져 있으면 아무도 그것을 줍지 않는다. 결국 제화초복(除禍招福)의 속신 관념이 내재되어 있다고 볼 수 있다.[45]

➡ 환병(環餠)

《동국세시기(東國歲時記)》에 "환병은 3월에 떡집에서 오색의 둥근 떡을 만드는데, 송피와 청호를 섞어서 만들며 큰 것은 마제병(馬蹄餠)이라 한다."라고 기록되어 있다. 재료로는 백미, 쑥, 소나무껍질을 쓴다. 떡은 쌀만으로도 만들지만 쑥을 넣어 비취색을 내기도 하고, 송기를 섞어서 붉은색을 내기도 한다. 삼월 삼짇날과 오월 단옷날의 쑥은 맛있고 약기운이 높으며 향긋하기 때문에 즐겨 찾는 시식(時食)이기도 했다. 멥쌀가루에 어린 쑥을 섞으면 고운 색을 띠고 질감이 쫄깃쫄깃해질 뿐만 아니라 영양도 뛰어나다. 쑥에 있는 다량의 단백질과 무기질, 비타민은 쌀에 부족한 영양소를 보완해 주므로 재료 배합에서도 매우 합리적이다. 붉은색을 내려면 송기를 섞는다. 솔나무 상순 껍질을 벗겨서 겉껍질을 제거하고 물을 부어 삶아낸 후, 물에 담가서 우려낸 다음 짜서 찧어 사용하는데 질기고 맛이 독특하다.[45]

쑥단자[향애단자, 香艾團子]

익힌 찹쌀가루에 삶아 다진 쑥을 넣어 고루 섞이도록 치댄 뒤 소를 넣고 둥글게 빚어 팥고물 같은 것을 묻힌 떡, 쑥구리단자, 보풀떡이라고도 한다. 쑥단자[香艾團子]는 《산림경제(增補山林經濟)》에 처음으로 기록이 보이는데, "찹쌀 두 되를 불려 절구에서 매우 쳐서 탕수로 반죽하여 삶아 건진 것에 쑥 한 되를 넣고 쳐서 떡을 만들고 밤소를 넣고 빚어 다시 끓는 물에 삶아 건져 밤고물, 잣고물 등을 묻힌다. 봄철 시식이다." 하여, 찹쌀과 쑥을 주재료로 하고 밤소, 밤고물과 잣고물을 썼음을 알 수 있다.

쑥구리단자는 찹쌀을 불려 씻어 가루를 빻아 체에 내리고, 쑥은 파랗게 데쳐서 절구에 찧는다. 소는 거피팥에 꿀과 계핏가루를 넣어

되직하게 만든다. 찹쌀가루에 물을 내려 쪄낸 후 쑥을 넣어 절구에서 곱게 친 후 떡판에 쏟고 길게 펴서 가운데 팥소를 넣고 떡을 오무려 손끝으로 새알 모양으로 끊어서 꿀을 발라 팥고물을 묻힌다. 찹쌀가루와 쑥의 비율은 2 : 1 또는 1 : 1이며 찹쌀가루와 쑥을 섞어 반죽하여 반대기를 지어 끓는 물에 삶아 건지거나 또는 익반죽, 찹쌀가루에 물을 내려 찌는 법을 사용하며, 떡소로는 녹두, 계핏가루, 설탕, 대추, 청매, 귤병, 설탕즙, 유자청 건데기, 대추 다진 것, 팥소 같은 것들을 사용하고, 고물로는 대추채, 밤채, 팥고물, 또는 콩가루 고물을 묻힌다. 떡을 만들 때 손에는 꿀을 묻혀가며 만든다.[45]

🡲 쑥굴리

봄의 절식으로 찹쌀가루에 삶아 다진 쑥을 섞고 둥근 모양으로 만들어 끓는 물에 삶아내어 고물을 묻힌 떡이다. 찹쌀가루 찐 것에 삶아 다진 쑥을 넣고 고루 섞이도록 친 다음 소를 넣고 둥글게 빚어 고물을 묻힌 떡이다. 쑥경단[애경단, 艾瓊團], 보풀떡, 쑥굴레, 쑥글래, 쑥구리라고도 한다. 《간편 조선요리제법(簡便朝鮮料理製法)》, 《조선요리제법(朝鮮料理製法)》에서는 보풀떡 또는 쑥굴리, 《조선요리법(朝鮮料理法)》에서는 쑥굴리, 《조선무쌍신식요리제법(朝鮮無雙新式料理製法)》에서는 쑥굴리, 쑥경단이라 불렀다.[45]

🡲 약쑥 베기

단옷날에는 쑥과 익모초 같은 약초를 채취하는 풍속이 있다. 고려

속요 〈동동(動動)〉 오월령(五月令)에 "5월 5일애 아으 수릿날 아춤 약(藥)은 즈믄 힐 장존(長存)ᄒᆞ샬 약이라 받ᄌᆞ오이다. 아으 동동(動動)다리." 하고 단옷날 약초 채취하는 풍속을 노래하였다. 《동국세시기(東國歲時記)》에도 단옷날 오시(午時)에 익모초와 희렴(豨簽 : 진득찰)을 캐어 볕에 말려 약용(藥用)으로 만든다는 기록이 있다.

단옷날은 일년 중 가장 양기(陽氣)가 왕성한 날이라고 여겨서 양기가 최고조에 이르는 오시의 쑥을 약용으로 쓴다. 또 단옷날 아침 해뜨기 전에 이슬 맞은 쑥이 약이 된다고 하며, 단오 하루 전날 쑥을 뜯어 밤이슬을 맞힌 후 엮어 말려서 산모의 약이나 여러 병의 상처에 두루 쓰기도 한다. 소[牛]가 난산을 할 때 소등에 약쑥을 놓고 천을 덮은 후 가래로 문지르면 순산한다고 믿었다.[45]

▶ 개피떡

봄의 절식으로 멥쌀가루를 시루에 쩌서 안반이나 절구에 넣고 쳐서 차지게 한 다음 밀방망이로 얇게 밀어 소를 넣고 접어 작은 그릇을 사용해 반달 모양으로 떠서 만든 떡. 갑피병(甲皮餅), 갑피떡, 가피떡[加皮餅], 바람떡이라고도 한다. 특히 껍질로 싸는 떡에 쑥을 넣어 만들면 쑥개피떡, 송기를 넣으면 송기개피떡이라고 한다.

▶ 삼짇날

삼짇날 무렵이면 봄기운이 왕성하고 흥이 저절로 나 사람들은 산과 들로 몰려나가 화전과 수면을 만들어 먹으며 봄을 즐긴다. 찹쌀가루에 반죽을 하여 참기름을 발라가면서 둥글게 지져 먹으니 이것을 '화전(花煎)'이라고 한다. 또 녹두가루를 반죽하여 익혀서 가늘게 썰어 오미자(五味子) 물에 넣고, 또 꿀을 타고 잣을 넣어 먹으니 이것을 화면(花麵)이라고 한다. 더러는 진달래꽃을 따다가 녹두가루와 반죽하여 만들기도 하며, 붉은색으로 물을 들이고 꿀물로 만들기도 하는데, 이것을 '수면(水麵)'이라고 하여 제사에도 사용한다. 이날 각 가정에서는 봄철 여러 가지 떡을 해서 먹는다. 흰떡을 하여 방울 모양으로 만들어 속에 팥을 넣고, 떡에다 다섯 가지 색깔을 들여, 다섯 개를 이어 구슬을 꿰어 만든다. 작은 것은 다섯 개씩이고, 큰 것은 세 개씩으로 하는데, 이것을 산떡[饊餠, 꼽장떡]이라고 한다. 또 찹쌀과 송기와 쑥을 넣어서 떡을 하는데, 이것을 고리떡[環餠]이라고 한다. 그리고 이날에는 부드러운 쑥잎을 따서 찹쌀가루에 섞어 쪄서 떡을 만들어 먹으니 이것을 쑥떡이라고 한다.[45]

소 군둘레(코뚜레) 끼우는 날

강원도 삼척시 원덕읍 노곡리에서는 5월 단오에 마을마다 그네를 뛰는데, 이날 특별히 해먹는 음식은 없지만 '소 군둘레 끼우는 날'이라 해서 음식을 차리기도 한다. 그리고 제삿술 남긴 것을 꺼내어 쑥을 베어다 술을 뿜어 약쑥을 만들었으며, 이것을 엮어서 매달아 놓았으니 일종의 벽사(辟邪) 의식으로 볼 수 있다. 소에게 '군둘레가 끼워지는 날'이란 말은, 다름 아닌 소가 행하는 통과의례의 한 부분이다.[45]

➡ 쑥떡[艾餠]

　봄의 절식으로 쑥과 쌀가루를 섞어 만들어 먹는 떡. 쑥은 국화과의 여러해살이풀로 각지의 들에 난다. 식용하는 부분은 잎으로서 독특한 향기가 있고, 잎의 뒷면에는 우윳빛 솜털이 돋아나 있다. 쑥을 이용하여 만든 떡은 쑥설기, 쑥시루떡, 쑥갠떡 같은 것들이 있다.
　쑥은 제철에 한꺼번에 많이 삶아서 한 번에 먹을 양만큼 나눠 냉동실에 보관해 두고 사용하면 좋다. 쑥은 다른 채소와 함께 즙을 내어 마시기도 하는데, 소화 흡수를 돕고 간의 활동을 도우며 몸을 따뜻하게 하는 효과가 있으므로 특히 여자들에게 좋다. 원래 쑥떡은 쑥이 나올 즈음해서는 지난 가을에 추수한 곡식이 다 떨어져가서 쑥에다 쌀가루를 훌훌 흩뿌려 쑥버무리를 하여 양식을 아껴 먹던 구황작물의 일종이다.[45]

4. 쑥과 대중문화

1) 우리나라 시 속의 쑥

　쑥이 시나 다른 작품의 소재로 쓰이기에는 너무 현실적이다. 쑥을 떠올리면 아픔이 드러나고 슬픈 여운이 가슴에 와 닿는다. 지나간 과거의 이야기로만 남겨두고 싶고 까마득한 이야기이고 싶다. 시 검색 전문 사이트에서 검색을 해보아도 많지 않다. 그것도 시린 날의 허기진 보릿고개를 기억하게 하는 것들이 많다.[46]

쑥

- 최명자 시인

쑥밭, 쑥밭이 되어 버리던 날에
고향을 떠나
슬픈 여행을 시작했다
무작정 길을 떠났다

쑥쑥 자라야 할 봄날에
한약방으로 쑥탕으로
온몸을 태우고 바스라지면서
태어남을 원망했다
난 왜 장미가 아니라 쑥이여
왜 목련이 아니라
흔코 천한 쑥이 되어
귀함보다 천함을
보살핌보다 뜯김을
더 많이 받아야 되는거냐며
서럽게 물었다

붉은 꽃잎 하나 피우지 못하고
스러져 죽어가면서

한스럽게 울었다

쑥밭에서 쑥이 조상인 내가
살아감에 순응하지 못하고
서러워할 때
넌 내게 대답했다

보릿고개에 가난한 역사가
널 먹었고
단옷날 새벽에 촌색시
널 찾아오리니
희망과 사랑 속에
항상 푸르러라!

쑥국을 끓이며
　　　　　　　　－ 박신지 시인

쑥국을 끓입니다
한 움큼 깨 갈아 넣으면
밥상엔 봄 내음 가득합니다

마른 풀잎들 비집고

솟구쳐 오르는 봄 향기는
대지의 눈물입니다

보릿고개 아홉 굽이
진종일 마대를 채우던 굵은
어머니의 갈퀴손이 보입니다

쑥국새 쑥국쑥국 피울음 울고
허기진 산길 채우던
쑥국, 쑥밥, 제삿날의 쑥떡, 쑥떡

쑥내음 가득한 그 어린 봄날이
내 혈관을 타고 울음 웁니다

어떤 변명

– 복효근 시인

저쪽은 허공 베란다
콘크리트 틈에 쑥 한 포기
한 뼘이나 자라도록 모르고 있었다

생명은 이토록 끈질긴 거라고

우주는 질서롭고 신비로운 거라고
감복하려다가
창을 열고 손을 뻗어 쥐어뜯어버렸다

행여 어머니 저 쑥 보실라
21세기의 고층 아파트까지 끌려오셔서
사육당하는 노친네 향수 덧날라

아직은 더 모질어져야 한다고
손끝의 쑥내가 눈물샘에 스미기 전에
나는 손을 씻는다

쑥을 뜯으며
　　　　　　　　　 - 성낙희 시인

비오는 날
빛깔 고운
아이들 우산으로
시야를 밝히고
쑥을 뜯는다.

뽑으면 뽑을수록

여러 울씩 돋아나는
어머니 흰 머리처럼
올해도 아우성하듯
벌 가득 쑥이 돋았다.

봄이면 하얗게
허기가 물 밀리던
그 남녘 들판을 생각하며
어머니 흰 머리 뽑아드리듯
쑥을 뜯는다.

향기 같은
그림자 같은 한숨 같은
비오는 봄날
연한 햇쑥잎

   지금 아름다운 추억으로 회상할 수 있지만 시인들의 가슴에는 쑥이 천하고 보잘것없는 것으로 비춰져 있다. 그러나 배고픔이 심하던 시절에는 쑥은 구황식물로 귀하게 취급받았다. 그래도 버릴 수 없는 삶을 새로운 희망으로 이 시대를 이겨야 했던 애틋함이 시어 속에서 묻어난다.

2) 단편소설 속의 쑥

쑥에 대하여 가슴 저미게 애틋한 글을 쓴 소설가 최일남의 〈쑥 이야기〉가 있다. 최일남은 1932년에 태어나 1953년에 위 작품으로 문단에 데뷔하였다. 정말 힘든 시기에 젊음을 보냈던 작가의 소리는 작품이라기보다 거의 현실이었을 것이다. 일제 말기에 발악적 수탈과 해방의 혼란, 동족상잔의 한국전쟁을 두 눈으로 잘 보고 삶으로 느꼈음이 틀림없다.

위 작품의 일부를 옮겨보면 지겹도록 먹어온 쑥에 대한 애증이 솟아난다.

인순이는 허리를 추켜 올렸다. 몸빼의 고무줄 허리띠가 더욱 배를 졸라맨다. 아침에 훌쩍였던 쑥죽은 이미 가뭇이 없고(흔적이 조금도 없다), 밥꼴을 본 지가 옛일인 듯 까마득하다. 눈이 침침해지고, 언뜻 하늘을 우러르면 빨강이 노랑이 푸른 점점이가 여기저기 번쩍번쩍 하늘에 박혔다가 사라졌다가 한다. 그 속에는 어쩌다가 '그놈의 것'도 보인다. 행여 꿈에라도 볼까 싶은…… 쑥물만 빨고 자랐을 테니 살결이 온통 풀색 같은 쑥애기! 아마 눈깔은 새파랗게 생길는지도 몰라! 정말 그럴 수가 있을까? 갑자기 무서운 생각이 들어 더는 하늘을 안 보았다.

봄철 한 달 동안을 밥꼴을 못 보고 아침저녁을 거의 쑥죽으로만 살아온 인순에게는, 어머니가 낳을 애기는 어쩌면 살결이 쑥빛을 닮아

퍼럴 것이리라 생각되어 남몰래 혼자 속으로 두려워해 오고 있었다. 그뿐만 아니다. 어머니나 자기의 살빛도 차차 퍼런 색깔로 변해가는 듯만 했다. 뒤볼 때 보면, 대변은 말할 것도 없고 오줌도 다소는 퍼렇게 보인다. 자기 몸뚱어리의 어느 곳이든 쥐어짠다면 창병 걸린 닭 똥물 비슷한 거무튀튀한 쑥물이 금방 비어져 나올 것 같았다.

......

이른봄부터 인순이를 앞세우고 쑥을 캐러 나섰다. 뾰족뾰족 갓 자란 나물은 하루 종일을 캐어도 좀체 붙지가 않았다. 그걸 삶아서 된장에 무쳐 끼니를 때우고 혹 낫게 캔 날은 시장에 내다 팔아서 됫박 쌀을 바꾸어 한 주먹씩 섞어서 죽을 끓여 간신히 연명해 왔다. 인제 와서는 쑥 맛이 어떤 것인지 멍멍하다.

......

그날도 인순이는 쑥을 캐어가지고 시장으로 나갔다. 여느 때와 마찬가지로 쌀가게 옆에 쪼그리고 앉아 있었다. 장날이 아닌 촌시장, 더구나 해가 저물어 가는 석양에는 사람들의 왕래도 퍽 한산하고 인순이가 좀 늦은 탓인지 다른 나물 장사들도 없이 인순이 혼자만이었다. 인순이는 자기 옆에 있는 쌀가게를 쳐다보았다. 하얀 쌀이 둥지에 수북하게 쌓인 옆으로 보리, 팥 녹두 등이 소꿉장난하듯 골고루 놓여 있다. 인순이는 뜻밖에 쌀이 부러워졌다. 마치 이때까지는 쌀이란 것이 무엇인지를 모르고 있다가 새삼스럽게 발견한 것처럼. 쌀! 저좋은 쌀, 저것이 밥이 된다. 기름기가 자르르 흐르는 하얀 쌀밥. 그 밥을 한 번 맘껏 배불리 먹어 봤으면 죽어도 한이 없을 성싶었다.

3) 서양 문화 속의 쑥

　서양의 예술 작품에서도 Artemisia는 수 세기 동안 이야기의 특성을 나타내는 데 쓰여 왔다. 예를 들면 세익스피어는 《햄릿》에서 종종 Wormwood라는 단어를 볼 수 있다. 《햄릿》[47] 3막 2장에서 햄릿은 "wormwood, wormwood"라고 감정을 표현하였는데 우리말 번역서에서도 "쓰디쓴 쑥맛 같구나",[46] "쓰디쓰구나 지금의 그 말",[48] "아 쓰다 써"[49]라고 표현하여 쓰라린 감정을 나타내는 대명사로 쓰고 있었다.

　이 식물의 쓴맛은 젖먹이 아이가 젖을 뗄 때도 이용하였으며 세익스피어의 작품 《로미오와 줄리엣》 1막 3장에서도 볼 수 있다.

Nurse……
And she(Juliet) was wean'd, - I never shall forget it, -
Of all the days of the year, upon that day:
For I had then laid wormwood to my dug,

유모……
아가씬 그날 젖을 떼었어요. 전 절대로 잊지 못하죠
일년 삼백육십오일 가운데 바로 그날이었어요
그날 젖꼭지에다 쓴 약쑥 즙을 발랐죠.[50]

　대중문화에서도 쑥을 작품의 소재나 주인공 이름으로 썼지만

mugwort가 아닌 wormwood으로 써 오래 전부터 쑥에 대한 서양 사람들의 관념의 일단을 볼 수 있다.

빌 와터슨(Bill Watterson)이 1985년 11월 18일부터 1995년 12월 31일까지 연재한 일일 코믹 만화로 세계 2,400개 이상의 신문에 연재되었던 Miss Wormwood는 칼빈(Calbin)의 선생으로 염세적인 성격의 소유자이었다. 이 만화에서 Miss Wormwood의 성격은 'The Screwtape Letters'의 wormwood의 이름을 따서 지은 것이다.

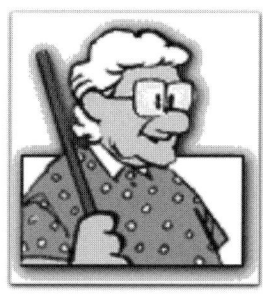

벤 템플스미스(Ben Templesmith)에 의하여 작성된 코미디서적에도 Wormwood가 나온다. wormwood는 차원을 넘나드는 반은 신적인 존재로 초자연적인 위협으로부터 세계를 구하기 위하여 죽은 숙주의 머리에 들어가 죽은 몸을 조정할 수 있다.

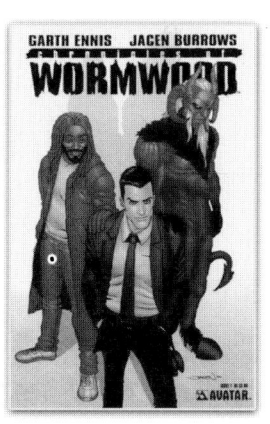

《Chronicles of Wormwood》는 가스 어니스(Garth Ennis)가 저술하고 아바타출판사(Avatar Press)에서 2006년과 2007년 사이에 6회만 간행된 월간지로 자비심 많은 사탄과 예수의 이야기가 주제로 나온다.

그 외 문학 작품에서도 서명이나 주인공의 이름으로 사용된 예가 있다.

타타루스출판사(Tarttarus Press)에서 2003년부터 반년보로 문학과 문학비평서

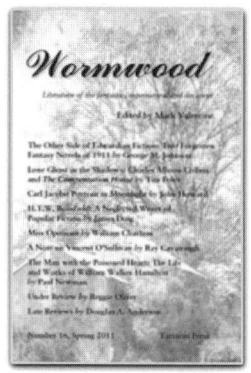

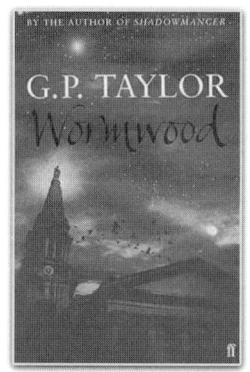

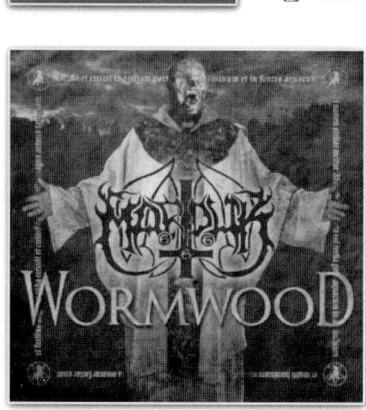

인 《Wormwood》를 간행하였다.

1995년에 포피 브라이트(Poppy Z. Brite)는 짧은 공포소설 《Wormwood》를 간행하였다. 1890년 간행된 마리 코렐리(Marie Corelli)의 소설 《Wormwood》는 초기 근대주의 소설로 파리에서 드라마로 호평을 받았다.

그라함 테일러(Graham Taylor)에 의하여 2004년에 작성된 소설 《Wormwood》는 기독교에 대한 풍자적 소설이다.

루이스(C. S. Lewis)의 소설 《The Screwtape Letters》는 1942년에 간행된 기독교 풍자소설로 서한체로 쓰였다. 나이 많은 악마의 조카인 어린 악마의 이름이 Wormwood였다.

로알드 달(Roald Dahl)의 소설 《Matilda》를 1996년 영화화하였는데 Matilda의 성이 Wormwood이다. 마라 윌슨(Mara Wilson)이 주연한 Matilda의 지적이고 밝은 성격의 소유자 여주인공 이름이 Matilda Wormwood였다.

1959년에서 1999년까지 문학잡지 《Wormwood Review》를 발간하였다.

러시아 문화에서 Artemisia속

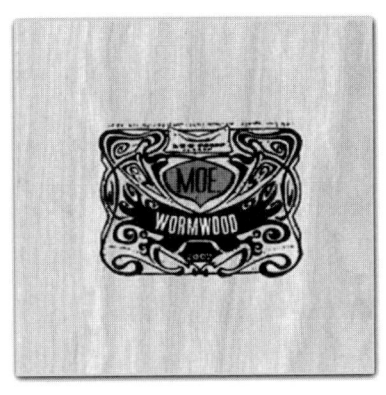

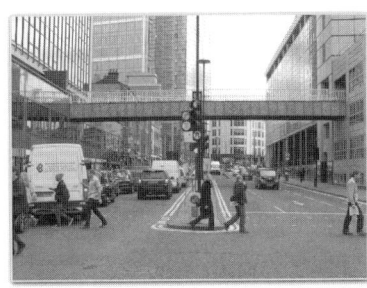

식물은 보통 의약품으로 이용되었다. 쓴맛은 약리적 효과와 연관이 있다고 하는 사실이 쓴 쑥이 사람을 속인 것을 받아들이게 하는 씁쓸한 진실의 상징이 되었다. 이러한 상징성이 현대 러시아 시에서 신랄한 풍자로 받아들여지고 있다. 이는 종종 다양한 사상체계에서 사람을 매혹시키는 믿음이 없어져 간다는 것을 말한다.

'Wormwood'란 제목으로 스웨덴의 블랙메탈 밴드 Marduk, More band, The Acacia Strain, The Residents 의하여 앨범 표제로 제작되었으며, Wormwood란 제목으로 노래를 부른 가수는 Callisto, Tristania, Snowman, Michale Graves, Fozzy, Campaign 등에 이었다.

그 외에도 FreeBSD systems을 감염시키는 컴퓨터 바이러스에도 Wormwood가 있고, 캐나다와 오스트레일리아 어린이 텔레비전 프로그램에도 'Wormwood'가 있다. 또 런던 시내에는 짧은 구간의 Wormwood Street가 있다.[51]

4. 쑥과 대중문화

5. 《성서》 속의 쑥

쑥은 《성서》에서 종종 나타나지만, 매번 쓴맛과 독에 관련되어 있다. 쓴 즙은 Artemisia속 식물의 일반적인 특성이며, 그리스 여신 아티미스(Artemis)의 이름으로부터 차용 명명되었다. 세계적으로 널리 분포되어 있고 변종이 매우 많지만 성서의 쑥은 우리나라의 식용 쑥(mugwort)과는 다른 식물로 쓴 쑥(wormwood)혹은 약쑥으로 불린다. 생명력이 왕성하고 번식력이 커서 오히려 잡초로 귀찮은 존재로 여겨지기도 한다.

《성서》에는 쑥이 구약에는 몇 번 나오지만, 신약에는 〈요한계시록〉에 단 한 번 나온다.

> 하나님 여호와를 떠나서 그 모든 민족의 신들에게 가서 섬길까 염려하며 독초와 쑥의 뿌리가 너희 중에 생겨서 (신명기 29 : 18)
> 나중은 쑥같이 쓰고 두 날 가진 칼 같이 날카로우며 (잠언 5 : 4)
> 내가 그들을 곧 이 백성에게 쑥을 먹이며 독한 물을 마시게 하고 (예레미아 9 : 15, 23 : 15)
> 나를 쓴 것들로 배불리시고 쑥으로 취하게 하셨으며 (예레미아애가 3 : 15)
> 내 고초와 재난 곧 쑥과 담즙을 기억하소서 (예레미아애가 3 : 19)
> 정의를 쓴 쑥으로 바꾸며 공의를 땅에 던지는 자들아 (아모스 5 : 7)
> 이 별의 이름은 쓴 쑥이라 물의 삼분의 일이 쓴 쑥이 되매 그 물이 쓴 물이 되므로 많은 사람이 죽었더라 (요한계시록 8 : 11)[52]

〈요한계시록〉의 '쑥이라 이름하는 별'에 대하여 제7일안식교를 비롯한 몇몇 역사학자들은 인간의 역사에서 지나간 사실의 상징이라고 주장하였다. 훈족(4~5세기경 유럽을 휩쓴 아시아의 유목민)의 왕인 아틸라(Attila, 406~453)의 군대를 상징한다고 하였다.
　미래학자 중에는 지구가 소행성이나 혜성과 충돌할 가능성에 의미를 두고 있다. 과학적인 시나리오에 따르면 지구와 충돌 과정에 열 충격으로 대기의 화학적 변화를 일으켜 질소와 산소가 반응하여 질산성 산성비를 만든다고 하였다.
　많은 성서학자들은 쓴 쑥이라는 것은 재난에 따른 지구의 극심한 고난을 상징적으로 표현한 것이라고 하였다. 그 비근한 예가 체르노빌에서 일어났던 원자핵 물질에 의한 사건이다. 체르노빌이란 이름은 쓴 쑥이라는 뜻으로 문자적으로 해석하고 있다.[53, 54]
　다양한 종류의 쓴 쑥이 고대 팔레스타인지역과 시나이 반도에 널리 퍼져 있었다. 이들 중 한 개 이상이 《성서》의 쓴 쑥으로 지칭하였을 것으로 추측되나 분명히 어떤 쑥인지는 알 수가 없다. 베두인족은 지금도 카이로 시장에서 몇 종의 쑥을 팔고 있다. 압생트 음료는 쓴 쑥으로 만들며 한때 특히 프랑스에서 많이 소비하였다. 처음에 이 음료는 기쁜 마음으로 들뜨게 한다. 대부분의 쓴 쑥은 상징적이거나 약리적 목적으로 사용된다. 쓴 쑥의 정유는 곤충을 쫓고 나쁜 냄새를 덮어준다.
　건조한 쓴 쑥 잎으로 만든 차는 위경련을 진정시킨다. 쓴 쑥의 성분 중에는 기관지염, 천식 등과 같은 상기도 질병에 효과가 있어 뜸으로 이용하면 효과가 있는 것이 아시아와 미국 원주민의 민속요법에 알려져 있다. 베두인들을 감기가 들면 충혈 완화제로 쓴 쑥을 코 속에 넣는다. 기침할 때는 뜨거운 물이나 우유에 쑥잎을 넣어 차를 만들어 마신다. 베두인들은 아이가 태어나면 쓴 쑥을 태워 연기를 아기에게 쏘이면 건강해진다고 믿고 있다.

- 팔레스타인사람들은 치통이 있을 때 쓴 쑥 잎을 민속요법으로 쓴다.
- 이집트에서는 쓴 쑥을 조충 구제를 위하여 쓴다.
- 베두인들은 쓴 쑥을 태워서 나는 연기는 악령의 눈을 막는다고 믿고 있다. 그래서 그들은 쓴 쑥의 잎을 솜처럼 만들어 부싯돌과 함께 가지고 다닌다.
- 나일 계곡의 농부들은 쓴 쑥의 연기를 가축에게 쏘이거나 쑥가지를 매달아 놓으면 뱀이 오지 않는다고 생각한다.

쓴 쑥을 먹은 낙타는 어떤 피부질환으로부터 보호받을 수 있다고 한다. 쓴 쑥은 알제리아 고원지역의 삼림식물로 추천되고 있다.[55]

쓴 쑥(wormwood)은 단일종이 아닌 여러 종류의 통합된 이름으로 그중에는 1년생, 2년생, 다년생이 있으며, 그들 중 어떤 것은 나무와 같은 모양을 보이며, 회백색 솜털로 덮여 있고 강한 향을 가지고 있어 일반 쑥(mugwort)과는 구분이 된다. 또 이들 중 한 종류는 건초열의 원인 식물이 되기도 한다.

쓴 쑥은 이름과 같이 매우 강한 쓴맛을 가지고 있어 여러 상징적인 뜻으로도 쓰인다. 쓴맛은 담즙과 함께 비운, 불행, 슬픔의 상징이 되기도 한다.

동양인들은 독성을 가진 식물의 쓴맛 때문에 슬픔, 잔인, 비운의

【표 1-4】 영어 《성경》들의 '쑥'에 대한 표현

	KJV(8)	NIV(1)	ASV(9)	ESV(6)	CEB(1)	NLT(0)
신명기 29:18	wormwood	bitter poison	wormwood	bitter fruit	bitterness	poisonous fruit
잠언 5:4	wormwood	gall	wormwood	wormwood	gall	poison
예레미야 9:15	wormwood	poisoned	wormwood	poisonous	poison	poison
예레미야 23:15	wormwood	bitter food	wormwood	bitter food	bitter food	bitterness
예레미야애가 3:15	wormwood	gall	wormwood	wormwood	bitterness	bitter cup of sorrow
예레미야애가 3:19	wormwood	bitterness	wormwood	wormwood	bitterness	bitter
아모스 5:7	wormwood	bitterness	wormwood	wormwood	poison	bitter
아모스 6:12	hemlock	bitterness	wormwood	wormwood	bitterness	bitterness
요한계시록 8:11	wormwood	wormwood	wormwood	wormwood	wormwood	bitterness

KJV : King James Version
ASV : American Standard Version
CEB : Common English Bible
NIV : New International Version
ESV : English Standard Version
NLT : New Living Translation

상징으로 쓴다. 히브리사람들은 쓴맛을 가진 식물은 모두 독성이 있다고 생각하기 때문에 '쓴 쑥의 뿌리'(root of wormwood)와 '쓴 쑥과 담즙'(wormwood and gall)이란 말이 비탄, 슬픔 등에 대한 강조용으로 사용되고 있다.

에버나리(Evenari)는 지금 시나이 반도에는 A. judaica는 드물게 볼 수 있지만 A. herba-alba는 팔레스타인 지역에서 가장 흔하게 볼 수 있으며 강한 방향성, 쓴맛, 장뇌향을 가지고 있다.[55]

영어 《성경》에 나와 있는 쑥은 우리나라와 같이 가난을 극복하게 해준 고마운 쑥이 아니라 고통을 주는 식물일 뿐이었다. 근대에 들어서 약용이나 주류 제조용으로 쓰였지만 쑥이라 하면 담즙과 비교될 만큼 쓴맛만 기억나게 했다. 물론 우리나라의 쑥과는 다른 종류로 영어에서도 mugwort가 아니라 wormwood를 썼다. Wormwood는 'bitterness, poison, gall'이란 표현과 같은 뜻으로 쓰였으며, 심지어 사약으로 쓰인 독초 hemlock으로 표현하기도 하였다.[56, 57]

12세기의 저명한 성직자인 클레르보(Clairvaux)수도원의 베르나르두스(1090~1153)는 기쁨을 노래하는 천재시인과 극도로 절제하는 금욕주의자의 모습이 공존하는 신비주의자, 고행자, 시인을 합쳐놓은 인물이었다. 그는 유럽 종교계의 거물이며 십자군 원정의 설교자, 템플 기사단의 창설자였다. 이토록 화려한 경력은 프랑스 상파뉴와 부르고뉴의 골짜기를 흐르는 오브 강이 깎아 만든 거친 협곡인 웜우드계곡(The Valley of Wormwood)의 메마른 땅에서 피어났다고 한다. 황폐하고 비좁은 이 계곡은 아름답거나 풍요와는 거리가 먼 버려진 땅이었지만 쓴 쑥은 자라고 있었기에 계곡의 이름으로 알려지게 되었을 것으로 생각한다. 그것도 다른 식물이 거의 자라지 않는 척박한 토양에서 식물 군락으로 이루며 자라고 있었을 것이다. 또한 계곡에 설립된 수도원의 수도사들의 삶을 비유하고 있다. 엄격한 금욕주의의 삶은 고행이며 쓴 쑥의 맛과 같아서 이런 삶이 신에게 가까이 갈 수 있는 길이라고 생각했던 것으로 보인다.[59]

6. 압생트

1) 압생트란?

압생트는 쓴 쑥(*Artemisia absinthium*)을 포함한 향료식물의 추출물로 만든 강한 알코올성 리큐르이다. 엽록소가 들어 있어 에메랄드빛 녹색을 띠며 압신틴(absinthin)이 들어 있어 매우 쓴맛을 갖는다. 쓴맛은 1 : 70,000의 역치를 가지기 때문에 유리컵에 압생트 작은 한 잔을 넣고 구멍 뚫린 숟가락에 설탕을 가득 담고 찬물로 설탕을 녹여 한 잔으로 만드는 것이 전통적인 방법이다. 이 음료는 알코올 용액에 정유 성분이 들어가 하얀 불투명 콜로이드 용액을 만든다. 압생트는 한때 예술가나 작가들 사이에 인기가 있어 반 고흐, 보들레르, 발르레느(Verlaine)와 같은 예술가들이 이용하였다. 이 음료는 창작성을 자극하고 치료제나 최음제로써 효과가 있다고 믿고 있다.

1850년대는 압생트의 장기 복용이 어떤 결과를 초래하는 지에 대하여 관심을 두기 시작한 때이다. 장기간 사용하면 압생트 중독증이라는 증세가 나타나 습관성, 간질, 정신착란, 환각 등을 보인다고 하였다. 압생트의 건강에 끼치는 영향에 대한 관심은 선천성 인자에 대한 라마르크 이론(Lamarkian theories)에 의하여 증폭되었다. 한마디로 압생트 중독자는 유전적으로 물려받은 것이라는 믿음이다.

압생트 과음자에 대한 건강 문제와 함께 사회적인 이유로도 금지시켜야 한다는 의견이 있었다. 압생트의 대중적 인기로 알코올 소비가 증가되었고 특히 증류주에 대하여는 더욱 많이 증가되었다. 이는 프랑스에서 알코올 중독에 대한 경각심을 깨우치는 단초가 되었다. 포도주가 건강 음료라는 인식이 있는 중에 압생트가 가장 대중적 인기 있는 음료로 등장하면서 많은 알코올 관련 문제점이 부각되었으며 압생트를 금지하자는 의견이 대두하였다. 보헤미안적 생활 형태를 보이는 압생트협회는 미국에서 마리화나와 같은 효과를 나타낸다는 이견으로 고통을 받았다. 뒤돌아보면 압생트는 산업화와 함께 온 변화 물결에 대하여 공포의 초점이 되는 듯하였다. 결과적으로 많은 나라에서 1900년대 초에 압생트를 금지하기에 이르렀다.

반압생트 운동에 대한 많은 사회적 정치적 요인과 함께 압생트의 독성에 대한 연구가 광범위하게 있었다. 현대적 관점에서 볼 때 이런 연구는 실험 설계 자체가 아주 부족하고 제한적이었다. 그럼에도 불구하고 압생트가 많은 양을 규칙적으로 오래 섭취하면 독성을 갖는 것은 분명하다. 튜존(thujone)과 관련 물질이 독성을 나타내는 데 중요한 역할을 할 가능성은 높지만 다른 물질 역시 가능성이 있다. 많은 양을 섭취하면 알코올 역시 심한 독성을 나타낸다. 압생트를 다량 음용하는 사람이 독성을 나타낸다 하더라도 이 리큐르가 향정신성을 갖는 물질이라는 것은 분명치 않다.

2) 압생트는 어떻게 만드는가?

압생트라는 술은 쓴 쑥의 일종인 *Artemisia absinthium*으로 만든다. 녹색을 띠는 이 술은 지금은 대부분의 국가에서 제조나 유통이 금지되어 있다. 이 술을 마시면 처음에는 상쾌한 느낌을 주고 마음에 과장된 기분이 들어 들뜨게 한다. 《성서》에서도 "그는 나를 쓴 쑥으로 취하게 하였다."(예레미아애가 3 : 15)라고 기록되어 있다. 그러나 이를 습관적으로 마시면 멍청하게 되고 지능이 저하되어 결국 정신 착란, 발작 어떤 경우에는 사망에 이르게 한다. 인상파 화가 빈센트 반 고흐는 귀를 잘라 여자 친구에게 보내는 것이 잘한 일이라고 여겼는데 이와 같은 행위도 압생트 때문에 일어난 일이다.[59]

압생트를 만드는 방법은 일반적으로 두 가지가 있다. 첫째 더 전통적인 방법으로 대량 생산하는 시설에서 사용하는 방법이고, 둘째 방법은 방향 성분을 산업적으로 알코올로 추출하는 방법으로 주로 소규모 업자들이 사용하였다. 일부 기록된 자료를 보면 아니스씨, 회향, 우슬초, 레몬 향유에 적은 량의 안젤리카(멧두릅속 식물), 스타 아니스(star anise, 팔각), 디터니(dittany, 박하의 일종), 노간주나무, 육두구, 베로니카를 쓴 쑥과 함께 넣고 갈았다. 그 후 물을 가하고 증류하였다. 증류한 것에 쓴 쑥을 더 넣고 말린 향료식물을 첨가하였다. 이것에 알코올을 넣어 알코올 농도가 부피로 75 %가 되도록 하였다. 또 다른 압생트 생산자는 약간 다른 성분, 즉 육두구와 창포를 넣어 향정신성 특성을 높이고자 하였다.

좀 더 구체적인 제조법을 프랑스 기록에서 알려주고 있다. 말린 쓴 쑥 2.5kg, 아니스 5kg, 회향 5kg을 85% 알코올 95ℓ를 넣어 부드럽게 한다. 이를 중탕 가열기 안에 적어도 12시간 담가 둔다. 물 45ℓ를 넣고 열을 가하여 증류한 액이 95ℓ가 될 때까지 증류를 계속한다. 증류액 40ℓ에 건조한 Roman wormwood 1kg, 우슬초 1kg, 레몬 향유 0.5kg을 넣고 적절한 온도에서 추출한다. 증류는 사이펀식로 하고 여과하여 합쳐서 55ℓ가 되게 하고 물을 가하여 100ℓ의 압생트를 만들면 대략 알코올 농도가 74%가 된다.

3) 압생트 음료는 어떻게 만드나?

압생트는 그냥 직접 마시거나 다른 음료와 섞어 마셨지만 전통적인 방법은 컵에 압생트 작은 한 잔을 넣고 설탕을 가득 담은 구멍 뚫린 숟가락 위에 찬물을 부어 설탕을 녹여서 한 잔을 만들어 마시는 것이다. 물이 압생트 위에 떨어져 섞이면서 압생트의 맑은 초록빛은 우윳빛으로 변한다.

압생트를 마시는데 특별히 고안된 도구가 필요하다. 가장 잘 알려진 것은 구멍이 뚫린 숟가락이다. 이 숟가락은 우리가 알고 있는 숟가락보다는 크고 긴 모양으로 유리잔 위에 그냥 올려놓아도 균형이 잡히도록 고안된 것도 있다.

전통적으로 압생트를 마시는 방법은 체코의 프라하에서 보편화되었다. 이 방법에 따르면 설탕 찻숟가락 하나 가득 담고 압생트를 넣은 컵 속에서 잠시 적신다. 그리고 불을 붙여 잔 위에 걸쳐놓는다. 알코올이 타버리면 설탕이 녹아 잔 속으로 들어간다. 불이 작아지면

남아 있는 설탕을 잔 속에 넣어 잘 섞고 신속히 마신다. 이는 압생트의 맛을 음미한다기보다는 빨리 마시는 데 중점을 둔 것이다.

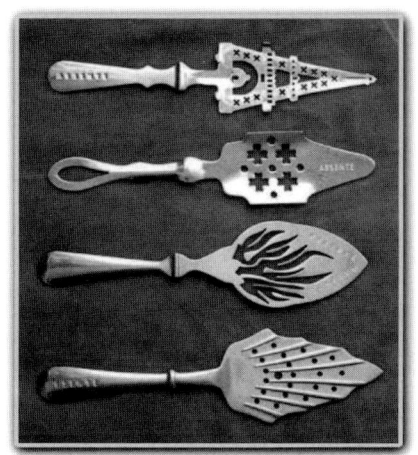
압생트용 스푼

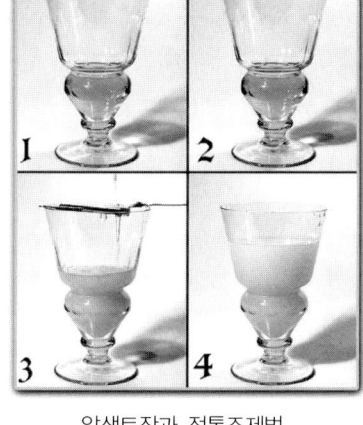
압생트잔과 전통조제법

4) 압생트의 어떤 성분이 향정신성을 갖는가?

알코올 : 에칠알코올은 분명히 활성을 가진 주요 성분이다. 희석하지 않은 압생트는 60~85 %의 알코올을 함유한다. 희석해서 마신다 해도 알코올의 절대량이 줄어드는 것은 아니다.

튜존(thujone) : 튜존은 모노테르펜(monoterpene)으로 향정신성 경련을 일으킨다고 믿고 있다. 압생트에서 튜존의 공급원은 쓴 쑥, Roman wormwood(*Artemisia pontica*)으로 튜존과 쓴 쑥이 향정신성을 갖는다는 좋은 증거이기도 하다. 이런 효과는 카나비노이드(cannabinoid, 마리화나에서 가장 활성 성분) 수용체에 튜존이 결합하기 때문이라고 주장하는 학자도 있다. 또 다른 학자는 튜존이 압생트의 마취성을 나타내기에 충분한 양이 아니라고 주장한다. 그러나 튜존이 생체 내에서 축적이 되며 만성적으로 장기 섭취하면 향정신성과 독성을 나타낼 수 있다. 튜존은 이 성분이 처음으로 추출한 식물 thuja(*Thuja occidentalis*)에서 유래되었다. 튜존은 그 구조가 알려지기 전에 다른 식물에서 추출되었기 때문에 absinthol, tanacetone 그리고 salviol로도 알려졌다. IUPAC(순수 및 응용화학자 국제연합)의 명명법에 따르면 공식적으로 3 thujamone 혹은 3 sabinone으로 불린다. 튜존에는 두 개의 입체 이성체가 있어 (−)−3−isothujone(α − or 1−thujone) 그리고 (+)−3−thujone(β−or d−thujone)이다. 튜존은 쓴 쑥 정유 성분의 90 % 이상 되는 주성분이다.

쓴 쑥의 향정신적 작용에 대하여 몇몇 연구 보고가 있다. 조나단 오트(Jonathan Ott)는 말린 쓴 쑥 잎을 태우는 과정에서 향정신성 작용이 있다고 하였다. 펜델(Pendell)도 비슷한 보고를 하였으며, Artemisia속의 다른 식물에서도 태우는 과정 중 향정신성 작용이 있다고 하였으며, 다른 문화권에서도 마취제로 쓰고 있다. *Artemisia nilagirica*는 서부 벵갈 지역에서 향정신성 효과를 얻기 위하여 태운다고 한다. *Artemisia caruthii*도 마취 효과를 얻기 위하여 연기를 흡입한다고 한다. 이러한 연구가 있다 해도 쓴 쑥의 활성 성분과 그들이 압생트에서 어떤 효과를 내는지에 대하여는 명백지 않은 것이 많다. 예를 들어 *Artemisia nilagirica*는 마취 효과를 얻기 위하여 연기를 흡입하지만 튜존의 함량은 1%도 되지를 않는다고 한다.

라이스와 윌슨은 (−)-3-isothujone은 쓴 쑥 정유의 이성체 중 특히 많이 함유된 것으로 실험 쥐의 피하에 주사하였을 경우 항통증 효과가 코데인에 비하여 더 크다고 하였다. 이 이성체는 입체 효과에 따른 것으로 비슷한 구조를 가진 다른 물질에서는 효과를 확인할 수 없었다. 연구자들은 (−)-3-isothujone은 특별한 약리 효과를 나타내는 부위에 직접 작용하는 것으로 추정하였다.

튜존의 작용 기전은 알려져 있지 않지만 thujone(δ-3,4 enol형) 과 tetrahydroxycannabinol(THC, 마리화나의 활성 성분) 모두 뇌의 같은 부위에 작용하는 것으로 추정하고 있다. 그러나 메쉴러(Meschler) 등은 튜존도 쓴 쑥 성분도 생리적으로 관련된 농도에서 카나비노이드(cannabinoid) 수용체에 결합하지 않는 것을 쓴 쑥 정유의 HPLC에서 확인하였다고 주장하였다. 이와 같은 연구 결과는 쓴 쑥의 작용 기전과 마리화나의 작용 기전이 다르다는 많은 연구 결과와 함께 발표되었기 때문에 튜존이 어떤 작용 기전을 갖는지는 아직 확인되지 않았다. 튜존이 향정신성 작용을 하는 것은 확실하지만 압생트 중독에서 어떤 역할을 하는지에 대하여는 직접적인 증거가 많지 않다. 압생트는 거의 75% 알코올을 함유하기 때문에 알코올 때문에 튜존을 많이 섭취할 수는 없다. 압생트를 마셔서 술에 취하였다고 해도 튜존을 많이 섭취했다고는 볼 수 없다.

튜존의 중요성에 대한 반론으로 맥스(B. Max)는 다음과 같은 계산을 하고 있다. 압생트에 튜존이 얼마나 들어 있을까? 쓴 쑥을 수증기 증류하면 0.27~0.40%가량의 쓰고, 암록색의 정유를 얻는다.

전형적인 압생트 제조법에서 쓴 쑥 2.5kg으로 압생트 100리터를 만든다. 압생트 술은 한 번 마실 때 35ml 정도이기 때문에 이것에는 쓴 쑥 정유 4.4mg, 튜존으로 2~4mg에 해당한다고 볼 수 있다. 이 정도의 양이면 급성 약리작용을 나타내기에는 훨씬 모자라는 양이다. 실험실에서 쥐에게 튜존을 하루에 체중 kg당 10mg을 경구적으로 장기간 투여하여도 어떤 이상행동이나 조건반사적 행위를 볼 수 없기 때문에 실험적인 문제 외에 다른 요인이 있지 않은가 의심을 하고 있다.

위 실험보다 전에 이루어진 다른 연구자들에 의한 연구 결과를 보면 하루에 체중 kg당 10mg을 경구적으로 장기간 투여하였더니 야행성인 쥐가 오후 4시에서 8시 사이의 행동이 많아졌다고 하였다. 더불어 학습 습득이 느린 쥐 6마리에 대하여 튜존을 하루에 체중 kg당 10mg씩 경구적으로 7일간 투여한 결과 습득 능력이 개선되었다고 하였다. 그러나 이런 효과도 30마리 이상의 많은 쥐로 실험해 보니 학습 능력이 개선되었다는 주장에 동의할 수 없다고 하였다.

한편, 실험동물에 튜존 투여 실험에서 효과가 없는 양을 장기간 투여한 결과에 대한 독성자료에서 적어도 쥐는 하루에 체중 kg당 10mg씩을 경구 투여하면 5% 정도는 축적이 된다고 하였다. 결국, 38일간 투여하였더니 경련을 나타내었고, 인간에게도 장기 투여하면 비슷한 결과가 있을 것으로 추정하고 있다.

튜존을 다량 섭취하면 향정신성 작용이 있고 튜존이 생체 내에서 축적되는 것은 틀림없는 사실인 것 같다. 그러나 축적된 튜존이 압생트의 향정신성 작용과 어느 정도 관련이 있는지는 증명되지 않았다. 어떤 약을 장기간 섭취하면 우리 뇌의 수용체는 점차 민감도가 떨어지게 된다. 장기간 압생트를 음용한 사람은 튜존이 서서히 축적에 내성이 생겨 향정신적 민감도가 마비될 것이다. 다른 한편으로 보면 약물의 반복된 섭취가 과민성을 가져오기도 한다. 이것이 압생트를 장기적으로 마시는 사람들에게 일어날 가능성이 있다.

튜존이 압생트에서 어떤 역할을 하는 것으로 추정할 수 있으나 쓴쑥 정유의 한 성분일 뿐이며 그 자신이 영향을 주는 결론적인 물질이라고 할 수는 없다. 압생트에는 많은 향료 물질이 들어가기 때문에 어떤 식물이 어떻게 작용하는지는 알려지지 않은 것이 많다.

5) 향정신성 작용 가능성이 있는 다른 성분들

창포와 육두구도 압생트를 만드는데 사용되는 경우가 있다. 두 식물 역시 향정신성 작용을 일으킨다는 보고가 있다. 그러나 위 두 식물이 황홀감을 일으키기에 충분한 양이 들어가지는 않은 것 같다. 압생트 중독에 위 두 식물은 아주 작은 영향을 줄 것으로 생각되며 오히려 적절한 양이 들어가면 진정 효과가 있다고 한다.

알코올 음료의 섭취에 따른 여러 작용 중에는 제조 과정에서 생성된 물질들이 영향을 줄 것으로 본다. 생성된 물질은 알코올 음료에서 발견되는 알코올보다 분자량이 적은 물질들을 말한다. 여기에는 알데히드류, 에스텔류, 메틸알코올이나 이소아밀알코올과 같은 물질이 포함된다. 알코올 음료에 함유된 이들의 함량은 술의 종류에 따라 매우 다양하다. 일반적으로 한 성분의 함량이 높으면 다른 성분의 함량도 높은 것이 일반적이다. 이들의 양이 중요한 것은 이들이 중추신경계를 억제하거나 점막을 자극하고, 구역질을 나게 한다. 이들은 중독기간을 길게 하고, 숙취를 일으키는 양, 알코올의 독성을 증가시키는 것으로 보인다. 과일로 만든 술보다 사탕수수나 곡류로 만든 술은 두 번 증류하여 이들 물질을 제거하였기 때문에 이들 물질의 함량이 적다. 압생트의 강한 향은 생성된 혼합 물질의 작용을 감추어 주기 때문에 실제로 이들의 양이 매우 많을 수 있다. 그래서 두 번 증류하는 양심적인 제조업자가 많지 않은 듯하다.

압생트 제조업자들은 종종 색소를 넣어서 에메랄드 빛을 내기도 했다. 이런 위화 물질에는 황산동, 초산동, 심황, 아닐린 그린이 쓰였다. 삼염화안티몬은 압생트에 물을 넣을 때 구름 같은 모습을 나타내기 위하여 넣었다. 이런 성분들이 압생트의 독성을 다루는데 더 큰 문제를 야기했다.

압신틴(absinthine, dimeric guaranolide)은 압생트의 주요 성분으로 코데인이나 덱스트로메토판 하이드로브로마이드(dextromethorphan hydrobromide)와 같이 마취성 진통제의 역할을 한다고 한다. 쓴 쑥의 성분 중에 압생트의 쓴맛 주성분으로 압신틴이 들어 있기는 하지만 이것이 어떤 향정신성 작용을 하는지는 밝혀지지 않았다.

6) 반 고흐와 압생트

네델란드 후기인상파 화가인 빈센트 반 고흐는 지금은 많은 사람들의 갈채를 보내고 있지만, 그가 생존 시에는 거의 인정을 받지 못하였다. 그 대신 그는 우울증을 포함한 이상한 정신질환으로 힘든 삶을 살았으며 결국 자살하고 말았다. 반 고흐의 로맨틱하고 비극적인 어려운 삶은 대부분 의학적인 추측을 불러일으켰다. 그의 비정상적인 그림 형태, 정신적 압박감, 수많은 편지는 현대적인 기준에서 질병을 추정하기에 충분한 자료들이다. 이런 이론에 따라 그의 화풍과 의학적 증상은 그가 어떤 약물에 중독된 것을 암시하고 있다.

아놀드는 그가 압생트에 중독되어 그런 증세가 나타났다고 주장하였다. 그는 고흐가 급성 간헐성 포르피린증(porphyria)으로 고통을 받았다고 주장하였다. 이 증상은 간에서 헴(heme) 조직을 합성하는 데 유전적 결함을 가지고 있을 때 나타나며, 증세가 나타나면 급성 복통, 불안, 히스테리, 정신착란, 공포, 정신이상, 기질성 질병, 흥분, 우울, 의식의 변화가 단순한 피곤으로부터 혼수에 이르기까지 나타난다. 어떤 때는 이들 중 한두 가지만 나타날 수 있으나 영양 상태와 환경에 따라 영향을 받게 된다. 반 고흐는 굶거나 과로, 영양 부족, 알코올과 압생트의 이용으로 이런 증세들이 더 쉽게 나타나는 환경을 만들었다.

만일 반 고흐가 급성 간헐성 포르피린증을 가지고 있었다면 압생트가 특별히 의미 있게 관여하였을 것이다. 본코브스키(Bonkovsky) 등의 병아리 배세포를 이용한 연구에 따르면 알파-튜존과 다른 테르펜 관련 물질이 포르피린핵을 만드는데 관계를 한다고 밝혔다. 다른 말로 테르펜 화합물이 간에 축적된다는 것은, 즉 압생트를 마시는 것이 어떤 사람에게는 간 조직에서 헴을 합성하는 유전적 결함을 일깨워주는

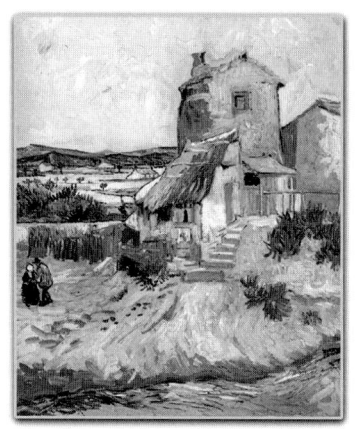

The Old Mill(1888)

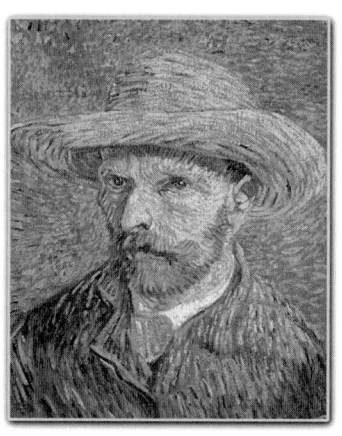

고흐의 자화상

역할을 할 수 있다는 것을 말한다. 이런 원리는 반 고흐의 증세를 설명하는데 적합한 것으로 그 질병의 시작 연령이나 그의 가족들이 이 질병으로 고통을 받았다는 것을 보면 그의 생애에 이 질병이 역할을 했으리라는 것은 수긍이 가는 사실이다.

아놀드는 더 나아가 반 고흐가 압생트를 좋아하는 것은 튜존이나 테르펜 관련 물질에 대한 생리적 욕구를 들어낸 것이라고 하였다. 반 고흐는 정신이상을 치료하기 위하여 장뇌를 섭취하였는데 장뇌도 또 다른 테르펜 물질이다. 또 반 고흐가 물감을 먹거나 페레핀유나 등유를 마시는 이상한 행동을 한 것도 그 증거라고 하였다. 이런 추정이 흥미 있는 것이긴 하지만, 테르펜이 이런 경우에 마약처럼 역할을 한다는 증거는 확실하지 않다.

다른 연구자들은 반 고흐가 섭취한 약물과 질병이 그의 작품에 끼친 영향에 대하여 집중적으로 연구하였다. 하나의 이론은 그의 후기 작품에서 볼 수 있는 밝은 노란색과 특성은 디기탈리스 중독으로 추정하였다. 디기탈리스는 사물을 황색으로 보이게 하는 황색시증(xanthopsia)과 사물의 주변을 빛나게 하는 광관(光冠, coronas)을 일으킬 수 있다. 반고흐가 이 약물을 복용했다는 분명한 기록은 없지만, 그 당시 간질 치료에 쓰였으며, 디기탈리스를 가지고 있는 그의 주치의를 두 번 그렸다. *Artemisia absinthium*과 *Artemisia pontica*에 소량 함유되어 있는 산토닌도 황색시증을 일으킬 수 있는 것으로 알려져 있다. 그러나 아놀드 등은 압생트에 들어 있는 산토닌의 양이 황색시증을 일으키기에 충분한 양이 되지 못한다고 하였다. 반 고흐의 화풍은 산토닌으로는 설명할 수 없으나 디기탈리스는 어떤 역할을 했을지도 모른다고 하였다.

일반적으로 어떤 약물이나 질병은 예술 작품의 생산성에 부정적인 영향을 준다는 것이다. 예술 작품이 사실주의적 설명에서 벗어나는 것은 예술가의 의도보다 어떤 다른 설명을 요구한다. 반 고흐의 정신적 질환과 압생트의 중독에 따른 삶의 여정이 그의 그림에 영향을 준 사례라고 생각할 수 있다. 다른 예술가 중에도 약물 사용에 따른 정신적 고양 상태를 경험했다는 사실이 알려졌다. 그러나 창작성과 약물 중독과의 관련성은 매우 복잡한 사회적 행위이다. 예술가는 약물 복용과 함께 그들의 신념, 행위, 미적 정서가 다른 사회 집단과 상호작용을 하게 되는 경우가 많다. 반 고흐가 압생트를 마시기 시작할 때 아마 다른 작가나 예술가들도 빈번히 카페에서 그렇게 했을 것이다. 압생트의 효과가 그의 창의력과 인지력에 어떤 영향을 주었든지 이를 자극하는 사회적 환경과 떼어 놓고 말할 수는 없다.

7) 압생트를 마셨던 다른 예술가들

압생트가 유행하던 시절에는 압생트를 마시는 것이 연예인의 아이콘이었다. 우리가 잘 알고 있는 대부분 예술가도 이 유행에서 벗어나질 못했다. 이 술은 예술가의 자질을 함양시킨다고 생각한 것은 압생트가 갖는 향정신적 기능 때문이었을 것으로 생각된다. 그래서 예술가가 이 술을 마신다는 것은 시대적인 문제이지 개인적인 문제는 아니었다.

압생트는 19세기에 시작하여 20세기 초까지 예술가들이 보편적으로 마셨던 것으로 보인다. 거의 프랑스 화가나 작가들이었으며, 다른 나라의 국적을 가지고 있어도 프랑스에서 작품활동을 했던 예술가들이 많았다. 자살했거나 질병으로 죽었거나 60세를 넘긴 사람이 흔치 않았다. 우리의 귀에 친숙한 아래 예술가들도 압생트를 즐겨 마셨던 것으로 보인다.

Edouard Manet (1832~1883, 프랑스 화가)

Charles Baudelaire (1821~1867, 프랑스 시인)

Paul Verlaine (1844~1896, 프랑스 시인)

Arthur Rimbaud (1854~1891, 프랑스 시인)

Oscar Wilde (1854~1900, 영국 작가, 시인)

Ernest Dowson (1867~1900, 영국 소설가, 시인, 단편작가)

Edgar Degas (1834~1917, 프랑스 화가)

Henri de Toulouse-Lautrec (1864~1901, 프랑스 화가)

Vincent Van Gogh (1853~1890, 네델란드 화가)
Adolphe Monticelli (1824~1886, 프랑스 화가)
Paul Gauguin (1848~1903, 프랑스 화가)
Alfred Jarry (1873~1907, 프랑스 작가)
Pablo Picasso (1881~1973, 스페인 화가, 조각가)
Ernest Hemingway (1899~1961, 미국 작가)

제2장 출전 및 참고문헌

1) 안동문화원, 3집, 1995
2) 신의식, 마늘과 깻잎, ([충북일보] | 2013-08-11 | 300010판)
3) 윤덕노, 장모님은 왜 씨암탉을 잡아주실까?, 청보리미디어, 2010
4) http://blog.daum.net/angelplusone/5346265
5) 일연, 삼국유사: 김원중 옮김, ㈜을유문화사, 2002년, ISBN 89-324-6084-103910
6) 이성우, 고려이전의 한국식생활사연구, 116, 향문사, 1978
7) 한국의 식생활문화, 김상보, 광문각, 1997
8) 이성우, 고려이전의 한국식생활사연구, 228, 향문사, 1978
9) 이성우, 고려이전의 한국식생활사연구, 274, 향문사, 1978
10) 청송군지, 청송군청, 1990
11) 봉화군사, 봉화군청, 2002
12) 이성우, 고려이전의 한국식생활사연구, 348-349, 향문사, 1978.
13) 이시진, 도해 본초강목, 545,
14) 학예사 편집부, 사서삼경, 맹자, 206, 1976.
15) 학예사 편집부, 사서삼경, 시경, 377, 1976.
16) 학예사 편집부, 사서삼경, 시경, 379, 1976.
17) 학예사 편집부, 사서삼경, 시경, 404, 1976.
18) 허준, 조헌영 외 11명, 동의보감, 탕액편(제3권), 3003, 여강출판사, 2005.
19) 강화역사문화연구소, 강화지리지(강화사료총서1), 세종실록지리지(1454년, 조선 단종 2년) 강화도호부, 13-14, 2000.
20) 강화역사문화연구소, 강화지리지(강화사료총서1), 신증동국여지승람(1530년, 조선 중종 25년), 강화도호부, 22, 2000.

제2장 출전 및 참고문헌

21) 강화역사문화연구소, 강화지리지(강화사료총서 1), 강도지(1696년, 조선 숙종 22년, 이형상의 병와집(甁窩集), 36, 2000.
22) 강화역사문화연구소, 강화지리지(강화사료총서 1), 여지도서 (1759년, 조선 영조 35년), 강도부지, 103, 2000.
23) 강화역사문화연구소, 강화지리지(강화사료총서 1), 江華府志 (1783년, 조선 정조 7년, 김노진 저), 136, 2000.
24) 강화역사문화연구소, 강화지리지(강화사료총서 1), 대동지지 (1864년, 조선 고종 1년), 김정호 저), 177, 2000.
25) 황도연, 증맥 방약합편, 164, 남산당, 서울, 1984.
26) 국사편찬위원회 한국사데이터베이스 http://db.history.go.kr(조선왕조실록 승정원일기)
27) 계곡(장유, 張維)선생집 제30권 칠언율(七言律)
28) 정약용(丁若鏞), 다산시문집 제5권, 채호 3장 16구(采蒿三章章十六句)
29) 점필재집(佔畢齋集) 김종직(金宗直,1431 ~ 1492) 시집 제1권
30) 사가(四佳) 서거정(徐居正,1420~1488)시집 제42권
31) 영양남씨 영해 시암고택 간찰
32) 영양남씨 영해 시암고택 [간찰588] 1912년
33) 풍산류씨 충효당 [간찰1283] 1700년(숙종 26)
34) 풍산류씨 충효당 [간찰1614] 1710년(숙종 36년)
35) 풍산류씨 충효당 [간찰1870]
36) http://ghorganics.com/Wormwood.html
37) [경남신문]|2013-04-19|뉴스
38) 자크브로스, 식물의 역사와 신화, 갈라파고스, 2005
39) 황원홍, 쑥과 마늘, 청조사, 2009
40) 한국식품사회사, 이성우, 교문사, 1995

41) 안동의 얼, 안동시청, 1991
42) 김명자, 한국세시풍속, 민속원,
43) 김우정, 최희숙, 천연향신료, 효일, 2001.
44) http://folkency.nfm.go.kr/minsok/index.jsp (국립민속박물관 한국민속신앙사전)
45) http://folkency.nfm.go.kr/sesi/index.jsp(국립민속박물관 한국민속대백과사전, 한국세시풍속사전)
46) www.poemtopia.co.kr
47) W. Shakespeare(김종환 역), 햄릿, 셰익스피어 영한대역본, 도서출판 태일사, 2011
48) W. Shakespeare(신정옥 역), 셰익스피어 4대 비극집, 전예원, 2006
49) W. Shakespeare(권용호 역), 혜원세계문학12, 햄릿, 혜원출판, 2006
50) W. Shakespeare(신정옥 역), 셰익스피어전집, 로미오와 줄리엣, 전예원, 2012
51) http://en.wikipedia.org/wiki/Wormwood
52) 박홍현, 이영남, 떡으로 본 성서, 수학사, 2002
53) http://en.wikipedia.org/w/index.php?title=wormwood_(star)&oldid=518907633
54) http://en.wikipedia.org/wiki/wormwood_(star)
55) Herbs of the Bible, James A Duke, Interweave Press, 1999
56) Plant of the Bible, Harold N. Moldenke and Alma L. Moldenke, Kegan Paul, 2002
57) www.biblegateway.com
58) ministerbook.com
59) 잭 터너, 스파이스, 도서출판 따비, 2012
60) Miracle food cures from the Bible, Reese DUbin, Prentice Hall Press, NJ, 1999
61) itsa.ucsf.edu

제3장
쑥의 쓰임

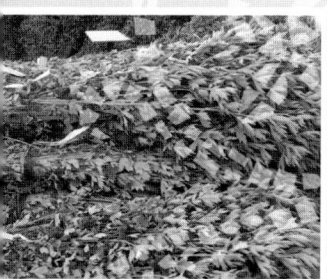
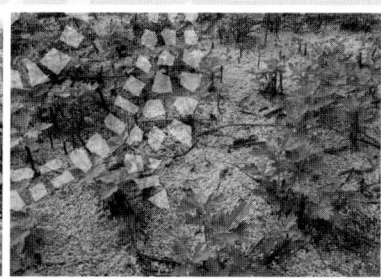
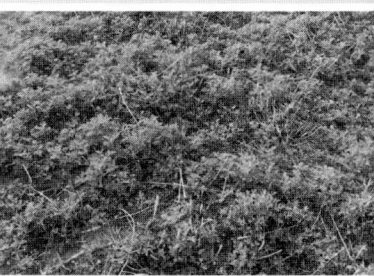

1. 식품으로 쑥의 이용
2. 피부 미용과 건강을 위한 쑥의 이용
3. 민속요법 속의 쑥
4. 쑥의 약리적 이용
5. 쑥의 종류별 이용 특성
6. 쑥의 생산과 가공
7. 세계 쑥의 생산 동향

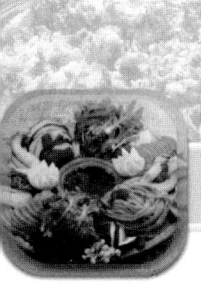
제3장 쑥의 쓰임

1. 식품으로 쑥의 이용

쑥은 7월에서 9월 중 꽃이 피기 전에 채취해야 최상품으로 기름이 많은 음식, 육류, 생선류의 요리에 쓴맛을 내기 위하여 사용한다. 방향성과 쓴맛이 있으며 음식물에 첨가하면 소화를 돕는다. 그래서 음식물에 향기를 주기 위하여 소량 섞어 쓰며 특히 기름기가 많은 식품에 쓰인다. 또 찹쌀떡을 만들 때 색깔과 향기를 내기 위하여 쓴다. 봄에 나는 어린싹은 나물로 먹기도 한다.

쑥은 한국과 일본에서 잔치음식인 떡을 만들 때 녹색을 내기 위하여 이용한다. 한국에서는 벚꽃이 핀 후 야생 쑥을 뜯기 위하여 들에 나간다. 뜯어온 쑥은 쑥국이나 쑥떡을 해먹으며 계절음식으로 알려져 있다. 쑥은 피를 맑게 하는 것으로 알려졌으나 채취하는 지역에 따라 다른 약리적 특성을 주장한다. 어떤 지역에서는 피를 맑게 한다고 하며 다른 지역에서는 환각적 특성을 가진다고 한다. 또 어떤 할머니들은 피부를 통하여 직접 활성 물질이 들어오게 한다고 쑥을 피부에 문지르는 사람들도 있다.

중국에서는 쑥을 요리에 사용한 예가 몇 군데 보인다. 유명한 중국의 시인 소동파(蘇東坡)는 11세기에 그의 시에 쓴 적이 있고, 기원전 3세기의 다른 시나 노래에도 볼 수 있다. 주로 그것을 위호(萎蒿, louhao)로 불렸으며 냉 음식을 만들 때나 신선한 육류나 훈연한 육류를 요리할 때 사용하였다.

일본에서는 쑥을 넣어 만든 달콤한 식품인 모찌떡이 있다. 모찌떡은 찹쌀 반죽과 설탕 팥앙금으로 만든다. 쿠사모찌[草餠]나 요모기모찌[蓬餠]는 말린 쑥 가루로 만든 것으로 특이한 향과 옅은 녹색을 띤다. 이렇게 모찌를 만드는데 많이 사용되기 때문에 쑥을 모찌쿠사[餠草]라고 부른다.

비슷한 쌀떡이 중국에도 있는데 잔까오(粘糕)로 종종 달콤한 것이나 맛있는 것으로 속을 채운다. 한국에서는 쌀떡을 찹쌀떡 혹은 그냥 떡으로 부른다. 중국이나 한국에서는 전통적인 절기 음식으로 만드는 경우가 많다.

중세에는 쑥이 맥주의 향미제로 사용되었는데 이는 호프가 맥주 제조에 소개되기 전이었다. 그래서 맥주 음용자들은 맥주에 의하여 중독될 뿐 아니라 쑥에 의한 환각성을 이용했을 수도 있다. 말린 잎이나 꽃은 차를 만들어 먹는다.

쑥은 때때로 향신료로써 쓰이기도 한다. 중부 유럽 요리 중 약간 쓴맛을 요구하는 지방이 많은 어류나 거위, 양고기 요리에 쓰며 어린잎은 샐러드의 재료로 신선한 잎을 먹기도 한다.

쑥을 가장 잘 이용하고 있는 것은 독일의 전통적인 크리스마스 요리인 거위구이에서 볼 수 있다. 거위를 굽기 전에 거위의 뱃속에 쑥을 가득 채워서 굽는다. 그러면 구운 거위에서 쑥 향이 나게 된다.

뱃속을 채우는 가장 보편적인 재료는 사과와 밤이며 지중해 연안에서 쓰이는 로즈메리, 다임, 월계수 잎이 함께 쓰인다. 유럽 외의 지역에서 쑥의 향신료로써 사용은 그리 많지 않다. 단지 쑥의 서식지역이 다양하다 보니 주의하여 섭취해야 하는 경우도 있다.

식품의약품안전처 조사 결과 도심에서 채취한 봄나물 가운데 10 % 정도에서 기준치 이상의 중금속이 검출됐다. 특히 공장 밀집 지역과 도로변에서 캔 봄나물이 중금속에 많이 오염된 것으로 나타났다. 민들레에서는 기준치의 8배에 달하는 납이, 쑥에서는 기준치 9배의 카드뮴이 검출됐다. 그러나 산이나 들에서 자생하는 나물은 중금속 오염 사례가 한 건도 없는 것으로 나타났다고 밝혔다.[1]

1) 밥류, 죽류

봄나물과 쑥을 이용하여 비빔밥을 만들 수 있다. 쌀이 귀하던 시절을 회상하며 현미 보리밥에 쑥과 나물을 넣고 각종 양념으로 맛을 낸 된장, 즉 막장을 넣어 비빔밥을 만들면 봄 내음을 한껏 느낄 수 있을 것이다.

쑥을 넣어서 직접 밥을 해도 좋다. 이때 쑥은 마른 쑥을 물에 담가 부드럽게 불린 후 나물밥에 적절한 잡곡과 함께 쑥밥을 한다. 양념장을 비벼 먹도록 양념장을 곁들이면 제격이다.

구기자를 넣은 쑥죽도 소개되어 있다. 불린 쌀과 불린 구기자를 넣고 끓여 쌀이 거의 다 퍼지면 쑥을 넣어 잘 섞고 불에서 내리면 구기자 쑥죽이 된다. 구기자는 수천 년 전부터 불로약으로 불릴 만큼 효능이 탁월한 약재로 비타민과 무기질이 풍부해 피로 회복에 좋고 피부를 탄력 있게 만든다. 쑥은 몸을 따뜻하게 하는 약으로 구기자의 효능을 더 북돋운다. 찹쌀과 쑥을 이용한 쑥죽도 만들 수 있다. 이때 쑥은 질긴 부분을 떼어내고 끓는 물에 살짝 데친 다음 체에 밭쳐 물기를 빼고 곱게 다져서 쓴다.

메밀말이에 쑥을 이용해 보자. 반죽은 메밀가루, 감자녹말 등을 써서 메밀의 특성을 살린다. 말이의 내용물은 갓 지은 밥과 쑥, 냉이 등의 봄나물을 섞고 고추장과 참기름으로 버무려 맛을 낸다. 메밀은 필수아미노산이 많고 비타민 B_1과 B_2 함량이 쌀보다 2~3배 많아 혈압을 낮추고 동맥경화를 예방한다. 또 향긋한 쑥과 냉이는 봄철 춘곤증을 예방하는 대표적인 식품이다.

2) 면류

밀가루에 쑥 가루를 넣어 반죽한 쑥 수제비는 과거의 구황식물로서의 이미지를 털어버리고 현대적 감각의 음식으로 변모할 수 있다. 감자, 호박, 당근, 고추, 실파, 마늘, 후추 등을 부재료, 고명 혹은 양념으로 써서 멸치와 모시조개로 맛을 낸 육수를 만들어 수제비를 만든다. 계절 감각을 알리고 다양한 색상의 음식으로 기호성을 높일 수 있다.

밀가루와 쑥 가루가 잘 섞이도록 또 쑥 가루의 거친 것이 들어가지 않도록 체질을 하는 것이 좋다. 반죽에 식용유를 넣으면 조직이 부드럽고 매끈해지며 숙성 과정을 거치면 더욱 부드러운 수제비를

맛 볼 수 있다.

 쑥 우동국수를 시중에서 구할 수 있으면 여러 가지 채소나 버섯, 유부, 게맛살, 어묵 등을 부재료로 넣어 만들 수 있으며 부재료는 기호에 따라 또 구하기 쉬운 것으로 다양하게 선택하여 만들 수 있다.

3) 국류, 탕류

 쑥은 가장 배고픈 시기에 맞추어 싹을 내밀어 많은 사람들의 기근을 면하게 해주었을 뿐 아니라 전통 민속 음식으로 고정 배역을 맡게 되었다. 가장 흔하게 볼 수 있기 때문에 귀한 줄 모르고 먹었지만, 쑥이 없었다면 배고픔의 고통을 더 겪었어야 했을 것이다. 쑥은 여러 가지 음식의 음식 재료로 들어갈 수 있지만, 그래도 가장 즐겨 먹는 것은 쑥국이라고 할 수 있다.

 쑥국을 끓이는 잘 알려진 방법을 보면

▶ 준비할 재료

 쑥 150g, 콩가루·다진 대파 3큰술씩, 쇠고기 국물 8컵, 백합 8개, 된장 4큰술, 홍고추 1개

▶ 만드는 방법

 ① 쑥은 다듬어서 씻은 후 체에 밭쳐 물기를 대충 빼고 물기가 약

간 남았을 때 콩가루를 넣어 가볍게 버무린다.
② 쇠고기 국물에 백합을 넣고 끓으면 국물은 체에 밭치고, 익힌 백합은 건져 둔다.
③ ②의 국물을 다시 냄비에 붓고 된장을 풀어 끓이다가 ①의 콩가루 입힌 쑥을 넣어 끓인다.
④ 국물이 바글바글 끓으면 대파와 어슷하게 썬 고추, 꺼내 놓았던 백합을 넣는다.

쑥을 이용한 탕국을 끓여도 좋다. 북어 머리나 새우, 다시마, 버섯, 두부, 쑥에 묻히기 위하여 날콩가루를 이용하여 탕국을 만들면 진한 맛과 함께 쑥의 향을 그대로 살릴 수 있다.

쑥국에는 새우살이나 도다리, 모시조개, 바지락 등을 선택적으로 넣어 맑은 국 혹은 된장국을 끓이면 맛과 함께 영양의 균형을 맞출 수 있다. 콩가루에 버무린 향긋한 쑥을 된장국물에 끓이면 고소하면서도 입안 가득 쑥 향기가 퍼진다.

4) 떡류

모양에 따라, 혹은 떡을 만드는 의미에 따라 나눌 수도 있지만, 만드는 방법에 따라 나누어 보면 찌는 떡에는 버무리, 개떡, 시루떡, 찐빵 등이 있다.

버무리떡은 쌀가루에 콩이나 팥 따위를 한데 버무려 찐 떡으로 그냥 버무리라고도 한다. 더 다양하게 옥수수나 연자육(연꽃의 씨)를 함께 넣기도 하고 봄동과 조갯살을 넣기도 한다.

개떡은 노깨(체로 쳐서 밀가루를 뇌고 남은 찌꺼기), 나깨(메밀을 갈아 가루를 체에 쳐내고 남은 속껍질), 보릿겨 따위를 반죽하여 아무렇게나 반대기(가루를 반죽한 것이나 삶은 푸성귀 따위를 평평하고 둥글넓적하게 만든 조각)를 지어 찐 떡으로 정의하고 있지만, 기본적으로 쑥개떡의 주재료는 쑥과 쌀가루이다. 여기에 부재료로 설탕, 참기름 등이 들어가기도 한다.

■➡ 재료

멥쌀 5컵, 쑥 400g, 소금 약간, 참기름 약간

■➡ 만드는 법

① 멥쌀을 깨끗이 씻어 물에 불린 후 물기를 뺀다.
② 쑥은 떡잎을 땐 후 소금물에 무르게 삶아 내어 찬물에 헹군 다음 물기를 꼭 짠다.
③ 쌀가루를 빻을 때 소금과 쑥 데친 것을 같이 넣고 빻는다.
④ ③을 끓는 물로 익반죽한 후 절구로 찧어 잘 섞이게 한다. 고루 반죽된 쌀가루를 손바닥만 한 크기로 동그랗게 빚어 찜통에 쪄낸다.
⑤ 떡이 쪄지면 꺼낸 후 참기름을 발라 그릇에 담아낸다.

쑥을 넣은 시루떡도 계절 감각을 느끼게 하는 좋은 식품이다. 쑥과 함께 멥쌀이나 찹쌀가루 또 설탕, 대추, 호두 등을 넣어 만들 수 있다. 찐빵도 시루떡처럼 만들 수 있으나 쑥찐빵은 현대화의 경향으로 탈지분유, 이스트, 설탕 등이 들어간다.

지지는 떡에는 총떡, 장떡과 부꾸미를 들을 수 있다.
총떡은 메밀가루 부침개에 채를 쳐서 볶은 고기, 표고, 석이, 오이 따위를 넣고 말아서 초장을 찍어 먹는 음식이며, 장떡은 고추장이나 된장을 탄 물에 밀가루를 풀고 미나리, 파와 다른 나물을 넣어서 부친 전병이지만, 쑥장떡은 채소로서 쑥을 쓰고 부침가루를 써서 만들 수도 있다. 부재료로 달걀이나 양파, 설탕, 마늘, 깨 등도 함께 넣으면 더 맛있는 장떡을 만들 수 있다.
부꾸미는 찹쌀가루, 밀가루, 수숫가루 따위를 반죽하여 둥글고 넓게 하여 번철이나 프라이팬 따위에 지진 떡. 팥소를 넣고 반으로 접어서 붙이기도 한다. 그 외에도 인절미와 같이 치는 떡, 삶는 떡도 있다.[2]
쑥으로 만든 음식 중 대표적인 것이 쑥떡이기 때문에 만드는 방법을 간단히 소개하면 재료는 삶은 쑥, 멥쌀, 찹쌀, 흑미(풍미 증진용), 검은콩, 솔잎 적당량씩, 소금·물 약간씩을 준비한다.

만드는 법

① 멥쌀, 찹쌀, 흑미는 고루 섞어 5시간 이상 충분히 불린다.
② 봄에 얼려두었던 쑥을 손질하여 연하게 삶는다.

③ 검은콩은 물에 충분히 불린 다음 소금으로 살짝 간한다.
④ 불린 쌀을 절구에 빻아 곱게 가루 낸다.
⑤ 쌀가루에 삶은 쑥과 소금을 넣고 고루 섞어 치댄다. 치대는 동안 물을 부어 반죽의 농도를 맞춘다.
⑥ ⑤의 반죽을 절구에서 여러 번 빻아 쫀득한 식감을 살린다. 오래 치댈수록 식감이 쫀득해진다.
⑦ ⑥의 반죽에 검은콩을 넣고 먹기 좋은 크기로 동그랗게 빚는다.
⑧ 채반에 솔잎을 깔고 빚은 떡을 올린 뒤 김이 오르는 찜기에 30분간 찐다.

찐빵의 풍미와 색상을 아름답게 하는 것이 쑥의 이용이다. 쑥찐빵을 만드는 방법을 소개하면 다음과 같다.

▶ 재료

강력밀가루 290g, 쑥 분말 40g, 설탕 35g, 소금 5g, 버터 10g, 생이스트 10g, 베이킹파우더 5g, 물 200g, 가당 팥앙금 500g

▶ 만드는 법

① 강력, 쑥 분말, 베이킹파우더는 체를 쳐 놓는다.
② 생이스트에 물을 50g 정도 부어 풀어놓는다.
③ 나머지 물에 설탕, 소금을 넣고 뜨겁지 않게 녹인다.

④ ①②③을 혼합하여 반죽한다.
⑤ 반죽이 어느 정도 되면 버터를 넣고 매끄럽게 반죽한다.
⑥ 비닐을 덮고 1시간 30분 정도 1차 발효시킨다.
⑦ 부피가 2~3배 정도 되면 1차 발효를 완료한다.
⑧ 위의 반죽을 작업대 위에 덧가루를 뿌린 후 올려 50g씩 분할한다.
⑨ 팥앙금을 30~40g씩 분할하여 둥글게 만든다.
⑩ ⑧의 반죽을 만두 속을 싸듯이 늘려 편다.
⑪ ⑩에 ⑨를 넣고 싼다.
⑫ ⑪의 오무린 부분이 밑으로 가도록 하여 찜통에 거즈를 깔고 올린 다음 부피가 1.5~2배 정도 될 때까지 2차 발효시킨다.
⑬ 발효시킨 것을 물이 끓는 찜통에 넣고 10~15분간 찐다.

5) 전류

쑥을 넣어 만든 전이나 부침개는 반죽 내용물로 밀가루나 찹쌀가루를 쓰는 것이 일반적이나 생연근을 갈아 반죽으로 쓰거나 부침가루를 쓰기도 한다. 여기에 달걀을 넣어서 균형을 맞추거나 전을 부친 후 콩가루와 꿀을 발라 맛을 내기도 한다.

쑥을 준비할 때는 끓는 물에 소금을 넣고 쑥을 30초 정도 데친 후 바로 찬물에 씻으면 짙은 푸른색을 살릴 수 있다. 부칠 때는 달군 팬에 들기름을 넉넉히 두른 다음 반죽을 한 수저씩 떠서 최대한 얇게 펴서 부치고 밑면이 고루 익으면 뒤집어서 익힌다.

6) 튀김류

쑥은 어린 것으로 써야 향이 좋고 부드럽다. 튀김 재료는 쑥 외에도 감자, 당근, 양파 등을 함께 사용하면 맛뿐 아니라 색깔도 곱다. 튀김옷 반죽 재료는 박력분, 달걀흰자, 녹말을 쓰고 튀김 간장은 간장에 다시마 물, 무즙, 청주, 식초, 실파에 레몬즙을 뿌려주면 튀김 식품을 더 산뜻하게 먹을 수 있다.

튀김옷 반죽은 튀김옷을 입히기 전에 얼음조각을 넣어 만들면 튀김이 더욱 바삭하게 된다. 밀가루는 박력분을 이용하는 것이 좋은데, 다용도 밀가루(중력분)인 경우에는 약간의 녹말가루를 섞어 주면 된다. 밀가루를 뿌린 쑥에 튀김옷을 적는 것이 좋다.

7) 조림

다진 돼지고기나 쇠고기를 다진 쑥과 함께 섞어 쑥 완자 조림을 만든다. 쑥은 잘게 다져 돼지고기, 두부와 함께 넣고 버무리면 맛이 부드럽다. 여러 가지 양념을 넣어 완자를 만들고 완자에 밀가루를 묻혀 달군 팬에 굴려가며 익힌다. 조림 소스를 별도로 준비하여 완자를 넣어 조린다. 조림 소스를 팬에 넣어 조릴 때는 주걱으로 계속 저어가며 타지 않게 졸인다.

8) 차류

① 말린 쑥을 따뜻한 물에 직접 우려내어 차로 마셔도 좋으나 감

미가 없어 먹기 불편하면 설탕과 함께 넣어 한 달 정도 숙성시킨 후 쑥에서 물기가 촉촉하게 나오면 컵에 한 큰술 덜어낸 뒤 끓는 물을 붓고 꿀이나 설탕을 타서 마신다.

쑥에다 당귀를 넣은 한방차도 한방에서 추천하는 차다. 냉증에는 쑥, 당귀, 천궁이 도움되는데, 쑥은 따뜻한 성질을 갖고 있으며 비타민 A와 C가 풍부하여 어혈을 풀어내는 효과가 있어 하복부가 냉하거나 생리통이 있는 여성에게 좋다. 또한, 당귀는 묵은 피를 없애고 새로운 피를 보충해 주며 부인병과 관련된 질병에 매우 좋은 효능을 가지고 있다.

자궁 기능 이상으로 생기는 각종 부인병에는 쑥을 달여 아침저녁 빈속에 참깨 한 숟갈을 곁들여 먹으면 좋다. 몸이 펄펄 끓고 머리가 아픈 감기에는 마른 쑥 100g에 물 10컵을 넣은 뒤 진하게 달여서 마시고 땀을 내면 효과가 있다.

② 4월 말~5월 초순에 쑥의 머리 부분의 가지 새순을 딴다. 깨끗이 씻어 그늘에서 물기를 완전히 말린다. 두꺼운 솥에 열이 달아오르면 쑥을 넣고, 약한 불에 숨이 죽도록 볶는다. 약간 데쳐질 정도로 익으면 공기 중에 내어 손바닥으로 골고루 비빈다. 이렇게 숨이 죽으면 생리활성 효소의 작용이 중지되고 비타민이나 정유 성분이 잎의 표피 부분으로 나와 영양 성분과 맛이 잘 우러나온다. 다시 솥에 넣어 덖어내 비벼주기를 대여섯 차례 반복하여 건조한다. 완전히 건조된 것을 밀폐 용기에 담아 뜨거운 물에 우려먹는다. 쑥차에는 탄닌의 일종인 카페탄닌이 함유되어 있다. 이것은 체내 과산화지질의 생성을 억제하는데 비타민 E의 산화 억제 작용보다 효과가 크다. 특

히 육류를 먹은 후 커피 대신 먹으면 효과가 크다.[3]

9) 기타 식품

- **쑥밀쌈** : 쑥은 씻어 커터에 물과 함께 넣고 곱게 간 뒤 가제에 걸러낸 즙에 밀가루를 넣어 반죽한다. 달군 팬에 반죽을 넣어 지름 5cm 정도로 동그랗게 밀전병을 부친다. 쌈 채소로 새송이 버섯, 청·홍피망, 당근, 양파 등을 비슷한 길이로 썰어 볶은 후 간을 한다. 접시에 밀전병을 반 접어 돌려 담고 볶은 쌈 채소를 곁들여 담는다.

- **쑥겉절이** : 어린 쑥을 돌나물, 양배추와 함께 겉절이를 만들어 본다. 부추와 배도 함께 넣으면 좋다. 쑥은 콩가루를 뿌린 다음 다른 재료와 섞어 양념장을 넣는다.

- **쑥부각** : 찹쌀풀을 쑤어 쑥에 바른 후 말려서 튀긴 것으로 쑥은 포기가 있는 것으로 준비하고 풀을 바를 때는 쟁반에 두꺼운 비닐을 깔고 쑥의 잎 모양이 잘 살도록 펼친 다음 솔로 찹쌀풀을 덧발라 자리 잡고 바람이 잘 통하는 곳에서 하룻밤 말렸다가 뒤집어 바싹하게 이틀 정도 말린다. 뜨거운 기름에 쑥을 하나씩 넣어 바로 부풀어 오르면 건진다. 튀겨진 부각은 한지에 얹어 기름을 잘 빼고, 후식으로 먹을 경우 설탕을 분쇄기에 갈아 고운 망에 걸러 부각이 뜨거울 때 뿌린다.

- **쑥조청** : 위, 십이지장궤양이나 만성 위장병 등에는 쑥 조청을 만들어 먹으면 좋다. 쑥의 신선한 어린잎의 즙을 낸다. 엿기름을 따뜻한 물에 주물러낸 즙에 찹쌀가루를 비벼준다. 쑥즙과 함께 보온밥통에 12시간 정도 삭힌 다음 약한 불에 고아 조청을 만든다. 흰떡에 찍어 먹거나 조미료 등으로 다양하게 사용할 수 있다. 식힌 뒤 아침저녁 빈속에 한 숟가락 먹거나 찹쌀 경단을 만들어 함께 먹으면 된다.[4]

- **쑥주** : 주둥이가 넓은 과실주용 1.8ℓ 병을 준비한다. 여기에 건조 쑥잎, 25도 술, 가제 수건을 준비한다 쑥잎은 병의 3분의 1~4분의 1 정도의 양을 준비한다.
  가제 수건으로 자루를 만든다. 믹서로 간 쑥잎을 가제 자루 속에 채워넣는다.
  자루를 병에 넣고 술을 붓는다. 2개월 정도 두면 좋다.
  쑥주를 매일 저녁 20㎖ 정도씩 마신다.[5, 6]

- **쑥식초** : 쑥의 쓴맛을 완화하는 데는 많은 시간이 필요하다. 쑥잎의 쓴맛은 식초와 어울리면 담즙의 흐름을 자극하여 소화를 돕고 연동운동을 자극하고 장 무력증을 개선한다. 식초의 산성은 혈당의 변화를 안정시킨다. 쑥초를 만들기 위하여 항아리에 줄기를 제거한 신선한 쑥잎을 가득 넣는다. 여기에 식초로 가득 채운다. 뚜껑을 덮고 45일 정도를 둔 후 액만 따라서 먹는다. 식사 전에 쑥 초 2숟가락을 넣고 물로 채운 후 마신다.[7]

2. 피부 미용과 건강을 위한 쑥의 이용

쑥에는 비타민 C가 듬뿍 들어 있어 노화를 예방하고 피부 재생을 촉진하는데 탁월하다. 또 항균, 소독 효과도 탁월해 주부습진, 여드름 등의 피부 관리에 좋다.

- 여드름 피부 : 쑥에 어성초를 넣어 달인 물을 얼굴에 바르면 좋다.
- 습진성 피부 : 쑥을 프라이팬에 태우고 백반을 섞어 가루로 낸 다음 참기름에 개어 바르면 좋다.
- 지성 피부 : 쑥 김을 쐬면 좋다.

1) 쑥 팩

쑥 팩은 피부 표면에 하나의 막을 형성해 표면 온도를 높여 피부의 신진대사가 활발해지도록 돕는다. 특히 쑥의 항균, 소염 작용으로 트러블이 있거나 번들거림, 수분 부족인 피부에 아주 효과적이다.

2) 쑥 땅콩팩

- 재료 : 쑥 20g, 우유 3큰술, 땅콩가루 1큰술, 꿀 1작은술
① 쑥을 씻어 우유와 함께 믹서기에 넣고 곱게 간 뒤, 거즈로 즙을 짠다.
② ①에 땅콩가루와 꿀을 넣어 팩 재료를 만든다.
③ 세안한 뒤에 ②의 팩재를 바르고 15분 정도 지나면 따뜻한 물에 깨끗이 씻어낸 뒤 찬물로 닦아낸다.

3) 쑥 도라지팩

- 재료 : 쑥 20g, 통도라지 15g, 곡물가루 1큰술, 우유 1큰술
① 쑥은 뿌리째 깨끗하게 씻고, 통 도라지는 겉껍질만 살짝 벗겨 씻는다.
② ①과 우유 1큰술을 믹서에 넣고 곱게 간다.
③ ②에 곡물가루를 넣고 우유로 점도를 맞춰 오래 저어 팩 재료를 만든다.
④ 깨끗하게 세안된 얼굴에 ③을 골고루 펴 바르고 거즈를 덮은 다음 ③을 골고루 펴 바르고 15분 정도 지나면 온타월, 냉타월 순으로 잔여물 없이 잘 닦아낸다.

4) 쑥 화장수

- 재료 : 말린 쑥 10g, 물 500㎖, 기타 유자즙이나 레몬즙
① 말린쑥 10g을 물 500㎖에 넣어 20~30분간 약한 불로 끓인다.
② 뭉근하게 끓인 후 촘촘한 망이나 거즈에 걸러 1/2은 차로 음용하고 나머지 1/2(250㎖)을 화장수로 활용한다.
③ 쑥 화장수는 유자즙이나 레몬즙을 짜 넣어 냉장고에 보관하여 사용한다.

화장수로도 사용하고 일조량이 많아지는 건기에 외출 후 돌아와서 차갑게 냉장된 쑥 화장수를 면 시트에 적셔 얼굴에 덮어주거나 면솜에 듬뿍 적셔 패팅해주는 것도 효과적이다.

5) 쑥 목욕

쑥에는 유파틸린이라는 성분이 있는데, 항산화 작용과 소염 작용이 뛰어나 피부세포를 보호하고 염증을 제거해주는 작용을 한다. 이 성분이 쑥 목욕을 통해 피부 깊숙이 스며들면 피부세포가 건강을 유지하고 깨끗한 피부를 만드는데 도움을 준다.[8]

3. 민속요법 속의 쑥

쑥은 사람의 경락을 데워주고 지혈 작용이 있는데 특히 속이 냉한 여성에게 좋다고 할 수 있다. 주로 한식을 전후로 해서 탕이나 떡으로 해서 먹는데, 어린 쑥을 절구로 찧어 부드럽게 만든 후 찹쌀가루를 섞어 시루에 앉히고 푹 쪄서 만든 떡을 쑥떡이라고 불렀다.

왕비가 출산 후 3일째 되는 날 산모와 아기는 목욕하였다. 아기의 목욕물에는 복숭아 뿌리, 매화 뿌리, 자두 뿌리와 호두를 넣고 끓인 후 돼지 쓸개를 넣었는데 산모의 목욕물은 묵은 쑥을 넣어 끓인 쑥탕이었다. 여기서 약쑥은 보통 황해쑥이라고 부르거나 참쑥이라고 부르는데, 한약재 명으로는 애엽(艾葉)이라는 이름으로 불린다. 그 약성은 따뜻하며 맵고 쓴맛이 있어 추위를 없애고 통증을 막으며 경락을 따뜻하게 하고 출혈을 지혈시키는 작용을 가지고 있다. 주로 여성에게 많이 쓰는데 세균의 발육을 억제하며 여성의 생리통이나 생리불순, 냉대하증에 좋은 효과가 있으며, 습진과 가려움증에 약물을 달인 물로 환부를 세척해도 좋은 효과를 본다.

강화쑥이 가장 좋은 것으로 알려졌는데, 또한 뜸에 쓰이는 쑥도 바로 이 참쑥이다. 인진(茵蔯)이라는 약명을 가지고 있는 사철쑥은 이 애엽과는 전혀 다른 성질과 효능을 가지고 있으므로 주의해야 한다. 인진은 성질이 차고 주로 간 질환이나 황달에 많이 사용하는 데 반해 애엽은 성질이 따뜻하고 통증을 억제하는 효과가 있어 하복부가 차거나 생리가 고르지 못한 경우에 쓰고, 또 지혈 효과가 있어 코피나 토혈, 자궁출혈 등에 쓰이는 것이 큰 차이점이다.[9]

쑥은 모세혈관을 튼튼히 하고, 어혈과 기름기를 분해하고 배출력이 강하며, 지방간과 간 경화증에 특효가 있고, 맑은 피를 만드는 작용이 강하다고 알려져 있다.

품질 좋은 싸주아리쑥은 산삼, 자초를 능가하는 천하 으뜸의 영약이고, 쑥에 담긴 비밀을 온전히 깨닫는 자는 화타, 편작을 능가하는 신의(神醫)가 될 수 있을 것이라니 쑥의 신비를 다 알기는 힘들겠다는 생각이 든다. 쑥을 중국에서는 쑥 애(艾) 자로 쓰지만, 우리나라에서는 쑥 봉(蓬) 또는 쑥 봉(蓬) 자에 명아주 래(萊) 자를 합쳐서 봉래(蓬萊)라고 한다.

쑥의 효능에 대하여 민간 사이에 알려진 것들이 매우 많다. 대부분 비슷한 내용인 것으로 보아 쑥의 효능에 대한 지식은 일반화되고 보편화한 느낌이다. 그중에는 학술적으로 증명된 것도 있고 아직 과학적 증명을 해야 하는 효능들도 있다. 그러나 장기간 민간 속에서 함께 이용된 것을 보면 단순히 약이 귀했기 때문일 것이라는 생각보다 긍정적인 것들이 많으리라 생각된다. 알려진 것 중 일부의 효능을 살펴보고자 한다.

쑥은 피를 만들어 내고, 혈액이 온몸으로 원활하게 흐르게 도와준다. 쑥은 혈액을 간과 골수에서 만드는데 도움을 주고 몸을 따뜻하게 하며, 기혈의 흐름을 순조롭게 하여 빈혈을 치료하고 예방한다.

쑥은 몸을 따뜻하게 하고, 생리를 조절하며, 낮은 혈압은 올려주고, 높은 혈압은 낮추어 혈압을 조절한다. 쑥은 생즙을 내어 먹으면 혈압을 떨어뜨리고, 말려서 먹으면 낮은 혈압을 올려준다. 하루 1~2g을 뜨거운 물로 2~3분 우려내어 먹거나, 3~4분 끓여서 차 마시듯 수시로 복용하면 된다.

쑥은 발암 촉진 물질의 기능을 떨어뜨리고 항암 작용을 통하여 암을 예방하는 효능이 있다. 또 쑥은 신진대사를 원활하게 하고 체내에 있는 각종 세균들의 증식을 억제하는 효능이 있다.

쑥에는 활성산소를 억제하는 비타민이 많이 함유되어 있으며 불포화지방산과 산소의 결합을 억제해 세포가 노화되는 것을 방지하는 효능, 신체를 알칼리성으로 바꿔주는 쑥의 효능, 위장 기능을 강화하는 효능, 쑥은 위의 혈액순환이 원활하게 하고 소화 흡수를 도와주는 기능, 불임이나 자궁출혈, 생리불순과 같은 여성 질환에도 특효가 있다. 쑥은 몸을 따뜻하게 해주는 성질이 있어서 꾸준하게 섭취할 경우 각종 여성질환을 치료하는 효능이 있다.

섬유질을 다량으로 함유하고 있는 쑥의 효능에는 피를 맑게 해주고 고혈압을 개선하는 효능이 있다. 쑥은 콜레스테롤을 제거하고 체내의 노폐물을 제거하여 혈압을 낮추는 효능이 있다.

쑥에는 간 기능을 개선하는 효능이 있다. 쑥은 과도한 업무로 인한 스트레스나 흡연, 음주 등으로 약해진 간 기능을 보호하며 기운

을 붙돋아 준다.[10, 11]

쑥은 나쁜 냄새나 공기 중에 있는 이물질을 흡수하는 성질이 강하다. 농약을 치는 밭 주변에서 자란 쑥은 농약 성분을 고스란히 흡수하면서 자랄 수밖에 없어서, 적어도 1km 바깥에까지 농약을 치는 경작지가 없는 땅에서 자란 것이라야 안전하다고 할 수 있을 것이다.

우리나라에서는 강화도와 자월도, 남양반도, 백령도에 자라는 싸주아리쑥이 약효가 가장 좋은 것으로 알려져 있고, 비료나 농약을 주지 않고 야생으로 자란 싸주아리쑥은 백령도, 강화도 외 다른 지역에서는 구하기가 어렵다.

쑥을 채취하는 시기도 중요한데, 음력 5월 단오 무렵에 채취해야 한다. 단오 이전의 쑥은 약성이 모자라고, 단오가 지난 것은 독성이 있다. 단오 무렵에 채취해서 비와 이슬을 맞히지 않고, 그늘에서 말리되 절대로 곰팡이가 피지 않게 말려야 한다. 작은 다발로 엮어서, 처마 밑에 성글게 잎 부분을 아래쪽으로 가게 하여 걸어서 말린다.

완전히 바삭바삭하게 말리지 말고, 수분이 약간 남아 있게 말려서 한지 같은 통풍이 잘되는 종이로 싸두고, 무거운 것으로 눌러서 공기가 잘 통하는 곳에 두고 보관해 둔다.

수분이 약간 남아 있어야 쑥이 미생물로 인해 천천히 발효되며, 7년 묵은 병에 3년 묵은 쑥을 구한다는 맹자의 기록대로 쑥은 3년 이상 묵은 것이라야 더 좋다고 믿고 있다. 쑥은 오래 묵은 것일수록 효과가 좋고 독이 없어진다고 한다.

식용, 약용으로 쓰이고 있으며 한방과 민간에서는 쑥 전체를 산후 하혈, 출혈, 회충, 곽란, 설사, 개선, 안태, 과식, 누혈, 복통에 쓰고 뜸쑥용으로도 쓴다.

  쑥잎을 봄에서 여름 전후에 채취하여 그늘에 말린다. 말린 것 3g 정도를 1회 분량으로 하여 물 0.5ℓ를 넣고 그 반량이 될 때까지 달여 마시면 복통에 효과가 있다. 또한, 이 달인 즙을 요통, 코피, 천식, 치질로 인한 출혈에는 1일 3회로 나누어 차처럼 오랫동안 복용하면 효과가 있다.

  고혈압에는 생잎을 따서 여기에 물을 적당히 섞는다. 이후 잘 찧어 문질러 생액을 만들어 헝겊으로 짜서 밥그릇으로 한 그릇 정도 마시면 효과가 있고 치질, 천식, 요통 등에도 효과가 있다.

  대변과 함께 하혈하는 경우에는 쑥과 생강을 같은 양으로 하여 달여 마시면 효과가 있다고 한다.

  마늘과 쑥잎을 각각 40g을 함께 한 부대에 넣어 목욕물을 데워 입욕하면 남성의 질병이나 여성의 대하, 허리와 무릎의 통증, 타박상 등에 효과가 있다고 한다.

  한방에서는 약성이 온화하고 평온하고 태루, 심동(心疼), 복통 등의 치료제로 쓴다고 한다.

  뜸을 뜰 때에도 뜸쑥을 만들어서 침을 놓은 후에 뜸을 뜬다. 이것을 온구요법이라고 하며 이 요법을 통해 뜸을 뜨면 진통, 진경(鎭痙), 조혈 등의 작용이 있다고 한다.

4. 쑥의 약리적 이용

  여름밤에 쑥으로 모깃불을 놓으면 쑥 타는 냄새에 모기들이 가까이 오지 못하며, 꿀을 뜨려고 벌떼를 쫓을 때도 쑥불을 지피면 벌들이 힘을 전혀 쓰지 못한다. 쑥 냄새는 파리, 모기 등을 죽일 뿐만 아니라 공기를 정화하는 역할도 한다.

쑥과 삽주뿌리를 함께 태워서 연기를 쐬면 실내의 공기 소독에 대단한 효과가 있다. 쑥 향기는 황색 포도상구균·용혈성 연쇄상구균·대장균·디프테리아균을 죽이거나 발육을 억제한다.

우리 선조들은 쑥 냄새를 좋아하여 신선하고 청순한 아가씨를 일러 쑥향 나는 낭자라고 했으며 오월 단옷날에 캔 쑥으로 기름불의 심지를 만들어 불을 밝히면 눈이 밝아지고 피부병이 생기지 않는다고 했다.

어렸을 적에 소먹이 꼴을 베다가 낫에 손을 베었을 때 쑥을 한 움큼 비벼 베인 곳에 문지르면 금방 피가 멎었으며, 또 갑자기 코피가 날 때 쑥 잎을 뜯어 코에 넣고 있으면 코피가 금시 멈추곤 했다. 이는 쑥이 혈관을 수축시키면서 지혈 작용을 하기 때문이다.

쑥은 부인병, 토혈, 하혈, 코피 나는 데, 토사, 비위가 약한 데, 감기, 열, 오한 등에 그 약효가 매우 크다.

쑥은 신경계에 뛰어나 강장제로 귀리나 골무꽃, 마편초와 같은 기능을 한다. 그래서 불면증이나 신경과민, 통제할 수 없는 흥분을 느낄 때 뛰어난 효과를 나타내며 이를 위하여 쑥을 차로 만들어 먹는 것이 좋다.

독성이 있는 오크나 담쟁이에 접촉하여 피부에 이상이 있을 때는 쑥, 질경이, 컴프리 잎을 같은 양으로 연고나 찜질 약을 만들어 쓰면 좋다. 개암, 쑥, 컴프리 뿌리, 질경이, 흰굴참나무 껍질을 같은 양으로 만든 것도 위와 동일한 효과가 있으며, 캠핑가거나 여행 시에 구급약으로 이용할 수 있다.

한약재로 주로 사용되는 애엽이라는 이름의 약쑥, 황해쑥은 성질이 따뜻해서 몸이 찬 사람들에게 좋고 소화기, 하복부가 냉한 사람들, 냉이나 자궁 출혈이 있을 때 사용하면 좋다. 또 약쑥과는 다른 성분인 인진쑥은 성질이 차갑기 때문에 몸에 열이 있거나 간염, 황달 등 간질환을 앓는 사람들이 이용하면 좋다.

1) 약리적 특성

쑥은 민간요법에서 가장 많이 쓰여 온 약초 중 하나로 줄기는 약용, 어린 것은 식용, 잎은 뜸쑥을 만들고 흰털은 인주를 만드는데 사용되었다. 또한, 쑥은 시네올(cineole)과 같은 정유 성분 때문에 심장병과 빈혈 등에 효과가 있다. 한방에서는 류머티즘, 신경통, 고혈압, 지혈, 정장 작용, 위 기능장애, 중풍에 약효가 있는 것으로 알려져 있다.[12]

쓴 쑥의 말린 잎, 꽃, 정유는 전통적으로 구충, 항균, 항경련, 장내 가스 배출, 진정제, 자극제, 위장병, 강장제로 쓰였다. 쓴 쑥은 또 혈류 개선, 여자들이 노동 중의 통증 완화, 종양이나 암의 억제제로서 쓰였다. 민속 약으로는 감기, 류마티즘, 발열, 황달, 당뇨병, 관절염에 쓰였지만 장기간 반복 복용하면 습관성이 있다. 쓴 쑥에는 독성을 가진 글리코시드 화합물이 있고 정유 중에는 중추신경을 억제하는 성분도 있다. 그래서 쓴 쑥을 과용하면 신경과민, 마비, 경련, 사망에 이를 수도 있다. 쓴 쑥은 알레르기를 일으키기도 하며 접

촉성 피부염을 일으키기도 한다. 또 쓴 쑥은 나방이나 곤충의 기피제로 알려져 있다.[13]

쓴 쑥은 옛부터 약리적으로 썼다. 상당수는 지금도 과학적으로 인정을 받고 있는 것이지만 더 안전한 약초로 또 다른 약초가 아닌 것으로 대체하고 있다. 지금은 거의 사용하지 않기 때문에 다음에 기술하는 내용은 마음에 담아 두고 쓴 쑥을 자가 약품으로 사용할 수 있지만, 남에게 권고해서는 아니 된다.

영어에서 쓴 쑥을 'wormwood'라고 한 것은 사람이나 동물로 부터 귀찮은 벌레를 쫓아버릴 수 있기 때문이다. 그러나 쓴 쑥의 정유 성분을 십이지장충에 실험한 결과 효과적인 성분이 없었다고 하는 학자들의 보고도 있다. 쓴 쑥의 항기생충 특성이 알려진 것은 산토닌이 함유되어 있기 때문이지만, 그 독성 때문에 지금은 항기생충 약제로 쓴 쑥을 권하는 사람은 없다.

쓴 쑥에는 항말라리아 특성을 가진 미확인 물질이 함유되어 있다. 건조 잎의 알코올 추출물을 실험 대상 쥐에게 투여하였더니 경구투여, 피하주사, 복강내주사로도 효과가 있었다. 쓴 쑥의 잎은 파키스탄에서 항발열제로 전통적으로 사용되어 왔다. 활성 항발열 성분은 건조한 잎으로부터 분리되었으며 효모에 의하여 유인된 토끼의 발열을 경하게 하였다. 쓴 쑥의 정유 성분을 1:1000으로 희석해도 항미생물 활성을 가지고 있다.

쓴 쑥의 수용성 메타놀 추출액이 아세트아미노펜(acetaminophen)과 사염화탄소에 의하여 유도된 쥐의 간 독성을 억제하는 것을 밝혀졌다. 이런 보호 기능은 적어도 MDME(microsomal drug metabolizing enzymes)의 억제에 따른 것으로 보인다. 왜냐하면 쓴 쑥의 추출물은 실험 쥐에서 펜토바르비탈(pentobarbital)의 수면 효과를 연장시키기 때문이다. 위 연구자들은 이와 같은 MDME의 역할에 대한 추정은 sesartemin에 기인한 것으로 생각하는데, 이는 MDME 억제제에 공통적 성분인 메틸렌다이옥시벤젠(methylene-dioxybenzene) group을 가지고 있기 때문이다. 물론 쓴 쑥에 포함되어 있는 항산화제와 칼슘채널 블록커가 간 보호 기능에 도움을 주었을 것이다.

2) 질병별 쑥의 이용

쑥의 약효 성분은 치네올·콜린·유칼리프톨·아데닌·모노기닌·아르테미신 등으로 밝혀져 있는데 강한 정혈(淨血), 해독, 활혈, 강장, 강정, 소염, 진통, 면역, 이뇨, 지혈, 식욕증진 등의 효과가 있는 것으로 밝혀져 있다. 근래에는 쑥이 암세포를 억제하는 작용이 있는 것으로 밝혀졌다.

쑥에는 여러 종류가 알려져 있으나 흔한 것으로는 참쑥, 물쑥, 산쑥, 제비쑥 등으로 생김새가 거의 비슷비슷하다. 그밖에 간염 치료에 효과가 크다고 알려진 인진쑥, 위장병에 좋다는 개똥쑥, 풀이라기보다는 나무에 가까운 더위지기 등도 넓게 보아서 쑥 무리에 든다.

쑥 중에서 나물이나 떡을 해 먹는데 주로 쓰는 쑥은 참쑥, 물쑥 등이고 뜸을 뜨거나 약으로 먹을 때에는 강화도와 인천 앞바다에 있는 자월도에서 나는 싸주아리쑥이 가장 좋다.

싸주아리쑥은 다른 쑥에 비해 키가 작고 잎에 윤기가 나며 잎끝이 둥글고 쑥대가 가늘며 흰 털이 나 있는 것이 특징으로 쑥 특유의 냄새가 좀 부드럽다. 싸주아리쑥 중에서도 서해안의 바닷바람을 많이 맞고 자란 쑥이 그 약성이 우수하다.

다음에는 쑥을 질병 치료에 활용하는 방법을 모아 보았다.

폐결핵

폐결핵으로 가슴이 답답하고 아프며 미열이 계속 나고 때때로 가래에 피가 섞여 나올 때 쓴다. 닭을 잡아서 내장은 버리고 그 속에 쑥을 넣고 불을 붙여 방 안을 연기로 채운 다음, 그 방 안에 들어가 5분쯤 연기를 들이마신다. 하루에 두 번씩 반복한다.

만성 위염

5월 단오를 전후해서 채취한 쑥을 그늘에 말린 것 30kg에 물을 적당히 넣고 오래 달여서 찌꺼기는 짜 버리고 다시 그 물을 엿처럼 달여서 거기에 삽주 뿌리 30kg, 고삼 뿌리 30kg을 보드랍게 가루 내서 쑥 엿에 넣어 콩알 크기로 알약을 만든다. 이것을 한 번에 여섯 알씩 하루에 세 번 밥 먹은 후에 먹는다.

만성 위염이 오래되어 간장염과 겹쳤을 때에는 사철쑥과 삽주 뿌리를 같은 양으로 하여 여기에 물을 적당히 넣고 달여서 찌꺼기는 짜서 버리고 다시 천천히 달여 엿처럼 만들고 거기에 복령가루를 넣어 콩알 크기로 알약을 빚어 한 번에 다섯 알씩 하루에 서너 번 밥먹기 전에 먹으면 효과가 매우 크다.

요통

여성들이 아랫배가 차서 허리가 아플 때에 쓴다. 쑥을 오래 달여 엿처럼 만든 다음 승검초(당귀) 뿌리 가루를 적당히 섞어서 콩알 크기로 알약을 만들어 먹는다. 하루 세 번, 밥 먹기 30분 전에 10~20알씩 더운물에 먹는다.

산후에 팔다리를 못 쓸 때

산후에 갑자기 팔다리를 못 쓸 때에는 쑥잎과 뽕잎을 섞어서 더운 방바닥에 깔고 땀을 푹 낸다. 매일 한 시간 정도씩 1주일간 하면 좋다.

생리불순

쑥의 한 가지 특성은 월경을 촉진하는 데 있다. 월경의 흐름을 정상적으로 유지하도록 자극한다. 쑥잎은 목욕 시 사용하면 월경을 촉진할 수 있다. 쑥 달인 물은 경련이나 여성 질환에 쓰이기도 한다. 신경을 부드럽게 자극하므로 우울증에 도움을 주고 긴장을 이완시킨다. 이는 쑥에 함유된 유지 성분에 의한 것으로 제조 시에는 이 특성을 잊지 말아야 한다.

쑥을 4월 초와 6월 초에 뜯어서 햇볕에 말려 두고 쓰는 데 5월 단오날 해뜨기 전에 뜯은 것이 가장 좋다. 말린 쑥 30g에 물 200mℓ를 넣고 달여서 절반이 되면 찌꺼기는 짜서 버리고, 거기에 달걀흰자위 한 개를 풀어 넣고 잘 섞은 다음 밥 먹기 전에 마신다. 하루에 세 번 먹는다.

▶ 부인냉병

손발이 차가워지면서 아랫배가 차고, 생리 때 매우 아프고 평시에 대하가 많을 때 쓴다. 5월 단오 전후에 쑥잎을 따서 천에 고루 펴고 그 위에 얇은 돌을 불에 달구어 놓고 잘 싸서, 매일 한 번씩 한 달간 아랫배에 찜질하면 낫는다. 그밖에 하혈할 때는 햇볕에 말린 쑥을 가루 내어 한 번에 20g씩 미음이나 죽에 섞어서 수시로 먹는다.

▶ 하혈

마른 쑥 40g과 파 흰 밑동 두 개에 물을 두 그릇쯤 넣고 달여서 한 그릇이 되면 찌꺼기는 짜 버리고 두 번에 나누어 그 물을 하루에 다 마신다.

▶ 불임증

삼지구엽초(음양곽)와 쑥을 같은 양으로 섞어서 오래 달여 찌꺼기는 짜서 버리고 물엿처럼 될 때까지 계속 달인다. 이것을 한 번에 반

숟가락씩 하루에 세 번, 밥 먹기 전에 먹는다. 20~30일 이상 계속 먹는다.[14)]

🔸 고혈압 치료

쑥의 혈압 강화 효과는 특수 성분인 scoparone(6, 7-dimethoxy coumarin) 때문이며 신선한 생쑥을 절구에 넣고 물을 부어 찧어서 즙을 만들어 작은 술잔으로 한 잔씩 매일 마시면 좋다. 그 이상은 건강에 좋지 못하므로 적당량만 섭취한다.

지혈(치질 출혈, 하혈, 자궁 출혈)에는 건조시킨 잎과 생강을 물에 넣어 약한 불로 약 반이 될 때까지 달여 식전 또는 식후에 마신다. 코피가 멎지 않을 때는 쑥을 태운 재를 코에 불어넣거나 쑥 한 묶음을 삶아 그 물을 매일 3회 식후 1잔씩 마신다.

🔸 신경통, 류머티즘

건조한 쑥잎, 율무, 감초를 4홉의 물이 반으로 될 때까지 달여 마신다. 또 달인 물을 통증이 있거나 부은 곳에 찜질하거나 쑥을 넣고 목욕을 하면 좋다.

🔸 설사

묵은 쑥 한 줌과 큰 생강 한 덩이를 진하게 달여 마신다. 복통이 심한 이질 설사에는 쑥과 질경이를 한 줌씩 3홉의 물로 2홉이 되게 달여서 달인 물에 생강을 다져 넣고 다시 끓여서 하루 세 번 나누어서 복용한다.

▶ 위 기능장애

신선한 생애 잎을 취하여 물로 삶아 헝겊으로 거른 액을 농축 추출액을 만들어 물에 녹여 먹으면 효과가 있다.

▶ 중풍

마른 쑥 한 줌을 3홉의 물이 절반이 되도록 달여 마신다.

▶ 상처

상처로 피가 날 때 환부에 쑥잎을 으깨 바른다.

▶ 해열진통 작용

쑥의 생 잎을 짠 즙은 해열제로 작용하는 효과가 있고 치통, 복통, 가슴앓이 등에 효과가 있다. 쑥 특유의 향기와 쓴맛이 걱정되는 사람은 다른 담백한 채소를 섞어 즙을 만들어 마시면 좋다.

▶ 해독, 구충 작용

잎과 줄기를 짠 즙을 마시면 식중독에 효과가 있고 기생충의 구제에도 효과를 발휘한다.

이담(利膽) 작용

쑥은 담즙 분비를 도와주는데 esuletin-6, 7-dimethylether, capillarisin, chlorogenic acid, scopoletin, scoparone, p-hydroxyacetophenone, caffeic acid, arcapillin의 특수 성분이 함유되어 있기 때문이다.

피부미용 효과

인진쑥의 생리 활성 물질은 하이드록시쿠마린(hydroxycoumarin)에 속하며 쿠마린(coumarin) 중에는 피부의 광감각 촉진 작용이 있다. 쑥에 함유되어 있는 비타민 C는 피부미용, 감기 예방 등에도 효과가 있지만, 특히 암을 예방하는 효과도 있다.

생체방어 리듬 조절

쑥에 많이 함유된 칼슘은 장수에 필요한 무기질로 인체의 체액이 산성화되는 것을 막아주어 기본적으로 건강을 유지하는 중요한 역할을 한다. 또 쑥은 심장병 예방에도 효과가 있으며 심장이 두근거릴 때에 쑥차를 한두 달 정도 장복하면 효과가 있다고 한다. 이 밖에도 소염, 해열, 변비, 감기, 편두통, 신장염, 베인 상처, 복통, 요통, 동맥경화, 토사, 불임증 등 쑥의 약리 효과는 매우 광범위하다. 또한, 예로부터 한방에서는 줄기와 잎을 단오 전후에 채취하여 그늘에 건조한 뒤 치한(治寒), 복통, 토사(吐瀉), 지혈약으로 사용했으며 쑥의 생즙 및 건조식물은 쑥의 독특한 향기와 맛으로 식욕을 증진하고 위장을 튼튼하게 하며 독특한 쓴맛은 식사할 때 식욕을 높여준다. 그 외에 부인의 태(胎)를 편히 해주고 복통, 풍한을 물리치게 하는 등의 민간요법에 사용한다.

항산화 효과

아르테미시아(Artemisia)속 식물에는 다양한 플라보노이드(flavonoids)를 함유하고 있는데 화학구조 특징은 6-methoxy flavonoids 등이 공통적으로 발견된다. 현재까지 쑥으로부터 보고된 플라보노이드는 ayanin, kaempferol 3-glucoside, rutinoside 그리고 quercetin 3-glucoside와 rutinoside 정도이다. 이들 플라보노이드의 생리 활성 중 항산화 효과는 여러 가지 플라보노이드가 효소적 또는 비효소적으로 지질과산화를 효과적으로 억제한다고 보고하고 있다. 특히 catechin, rutin, quercetin, leuteomolin, molin, kaempferol 등은 linoleic acid와 methyl linoleate의 자동산화의 강력한 저해제로 알려졌다.

간 기능 개선

인진쑥 추출물은 플라보노이드와 쿠마린 성분으로 말미암아 간 항독소 기능과 담즙 분비를 촉진하는 작용이 있다.

통증 완화

쓴 쑥을 체 외부용으로 사용하면 매우 가치 있는 약초가 된다. 한 연구자의 말에 따르면 통증을 구제하는 데는 매우 효과가 크다고 하였다. 약초 연구가 존 하이네만은 쓴 쑥의 알코올 추출물은 체외에 사용 시 근육통, 관절 부종, 관절염, 접질림, 어깨와 무릎 탈구, 골절의 통증을 완화해 준다고 하였다.

참기 어려운 통증을 완화해 주기 위한 쑥 추출물을 만드는 방법을 하이네만 박사는 다음과 같이 제시하였다. 짐빔(Jimbeam) 위스키 2컵에 가루로 만든 쑥 8테이블스푼이나 깨끗한 쑥잎 1~1.5컵을 넣고 매일 병을 흔들어 주며 11일 동안 추출한다. 그 후 쑥이 가라앉은 상태에서 거즈나 커피 거름종이로 추출액을 여과한다. 쓰기 편한 병에 다시 넣어서 마개를 막은 후 건냉소에 둔다.

약초연구가 리차드 루카스는 3개월 동안 발바닥이 아파서 걷지 못한 한 남자 환자의 예를 들고 있다. 의사는 특별한 신발의 제작, 마사지, 물리요법을 썼으나 효과가 없었다. 마지막으로 나이 많은 민속요법자에게 갔더니 럼주 500mℓ에 쑥 분말 30g을 넣고 매일 밤 흔들며 1주일간을 두었다가 위의 맑은 액을 모아 병에 넣어서 필요시에 쓰도록 하였다. 민속 치료사는 하루아침, 저녁으로 두 번 발에 쓴 쑥 추출물에 적신 천을 덮도록 하였더니 3주가 지나자 일상에 복귀할 만큼 건강이 좋아졌다고 한다.

춘곤증

춘곤증은 이렇듯 만성피로와 졸음, 식욕부진과 소화불량, 두통과 현기증의 증상을 보인다. 드물게는 불면증과 함께 가슴 두근거림 현상도 나타난다. 여성의 경우는 피부가 거칠어지고 얼굴이 화끈화끈 달아오르고 신경이 날카로워지는 등 갱년기 증상과 비슷한 현상도 나타난다.

겨울의 불청객이 정전기라 한다면 봄의 불청객은 춘곤증이다. 원인은 한마디로 생리적 불균형 현상이라고 할 수 있다. 겨울에는 추위에 우리 인체가 움츠려 있기 마련이어서 신진대사도 느리다. 실외 운동도 잠시 중단한다. 그러나 봄이 되면 밤은 짧아지고 햇볕은 따뜻해지고 겨우내 매서웠던 칼바람의 위용도 꺾인다.

추위에 긴장됐던 근육, 혈관, 심장 등의 활동이 갑자기 왕성해지면서 일을 하지 않는데도 몸의 에너지 소비가 많아진다. 몸 온도도 함께 올라가면서 마치 막 욕실에서 나온 듯 나른함을 느끼게 되는 것이다.

즉 추위에 적응했던 우리 몸이 따뜻한 봄날에 다시 적응하는 과정이다. 이때 호르몬 중추신경 등에 미치는 자극의 변화가 일종의 피로를 유발한다. 계절의 변화에 우리 몸의 변화가 빠르게 따라가지 못하기 때문이다.

이 시기엔 신체 저항력도 떨어진다. 따라서 고혈압, 심장병, 호흡기질환 등 만성질환을 앓는 사람이 가장 많이 발생하는 시기이기도 하다. 그래서 고령자일수록 따뜻해졌다고 긴장을 늦추지 말고 철저

한 건강관리가 필요하다. 만물이 소생하는 봄이지만 자칫 사람은 병을 얻을 수 있는 계절이기 때문이다.

모든 질환이 그렇듯 춘곤증 역시 대체로 평소 건강 상태가 좋지 않았던 사람에게 더 뚜렷하게 나타난다. 이를테면 추위를 많이 타거나 위장이 약한 사람, 겨우내 운동이 부족했던 사람이나 피로가 누적된 사람, 음주나 흡연을 즐기는 사람, 스트레스가 누적된 사람에게 잘 발생한다.

춘곤증을 이기는 방법에 대해, 《동의보감》에서는 봄을 간 기능이 왕성해지고 심장 기능이 허약해지는 계절로 보고 있다. 따라서 봄철 건강을 지키기 위해서는 왕성해지는 간 기능을 위해 충분한 에너지를 섭취하고 허약해지는 심장 기능을 보하는 처방을 한다고 한다.

아침밥은 꼭 챙겨 먹는 것이 좋다. 특히 신체가 피로하지 않도록 뇌 활동을 돕는 비타민과 미네랄 등을 많이 섭취하는 것이 좋다. 봄이 되면 신진대사가 활발해지면서 비타민 B_1을 비롯한 각종 비타민, 무기질 등의 영양소를 많이 필요로 하기 때문이다. 특히 춘곤증은 비타민 B_1의 부족으로 생기는 경우가 많으니 비타민 섭취에 신경을 쓰는 것이 좋다.

제철 봄나물은 춘곤증 극복에 제격으로 신선한 제철 봄나물은 비타민 C와 무기질을 충분히 함유하고 있다. 그래서 예로부터 우리 조상들은 봄이면 들이나 논둑에 돋아난 봄나물을 캐 음식을 만들어 밥상에 올리곤 했다.

특히 쑥국, 쑥떡의 원재료인 쑥은 조상들이 애용하는 봄철 대표적인 나물이다. 쑥에는 신경통이나 지혈에 좋은 무기질과 비타민이 다량

들어 있다. 특히 몸의 저항력을 높여주는 효과가 있는 비타민 A가 많아 하루에 80g만 먹어도 비타민 A 하루 권장량을 섭취할 수 있다.[15]

알레르기 발생

북유럽, 북아메리카, 아시아의 일부 지역에서 쑥 꽃가루는 건초열이나 천식을 일으키는 주요 원인이다. 쑥 꽃가루는 일반적으로 2km 이상 날아가지 않는다. 꽃가루가 하루 중 가장 많이 발생하는 시간은 오전 9시에서 11시 사이이다. 핀란드 알레르기협회는 꽃가루를 제거하는 방법으로 쑥을 뜯어내는 것을 권하고 있다. 꽃가루가 멀리 가지 않기 때문에 가까운 곳의 쑥을 제거하는 것은 알레르기 예방에 효과적이다.

소화기 활력

프랑스의 약초학자 모리스 메세게(Maurice Messegue)는 쓴 쑥이 식욕을 촉진하고 전체 소화기계에 활력을 준다고 하였다. 그는 거식증으로 먹기를 거부하는 한 소녀에게 쓴 쑥 약제를 처방하여 식욕을 되돌린 사례가 있다고 하였다. 메세게에 따르면 간 기능 저하나 황달에 쓴 쑥이 효과가 있다고 하였다. 바이러스 간염으로 고통을 받고 있는 환자를 회복시키는데 자주 사용하였다고 한다.

그러나 그는 내복용에는 엄격한 제한 요인이 있다고 하였다. 너무 많이 복용하면 두통, 현기증, 결막염 등으로 심한 고통을 받는다고 하였다. 임산부나 수유부는 섭취를 금하며 또 위나 장에 출혈이 있는 사람도 섭취하지 말아야 한다.

쑥차를 만들기 위하여 1000mℓ의 더운 물이나 찬물에 두 손가락으로 몇 번 쑥잎을 집어넣어 차를 만들고 마실 때 설탕이나 꿀 등으로 단맛을 내어 먹어도 좋으며 하루에 2컵씩 마신다.

기생충 구제를 위하여는 말린 쓴 쑥의 꽃 두 주먹, 말린 적색 장미 꽃잎 반 주먹, 계피 약간, 꿀 400g을 1000mℓ의 백포도주에 넣어 실온에서 24시간 두었다가 식전에 한 컵씩 마신다.[16]

한의사 유승원 씨가 쓴 《신비의 쑥 건강법》에는 쑥을 이용한 여러 방법이 소개되어 있어 쑥이 만병통치약처럼 기록되어 있다. 내용을 아래와 같이 정리해 보았다.

- 쑥의 잎은 세포의 노화를 막는 강력한 작용을 한다.
- 쑥은 지방의 분해력이 강하므로 쑥차를 마시면 체중을 줄일 수 있다. (쑥을 먹인 돼지는 지방층의 두께가 매우 얇았고 지방의 융점도 낮아 불포화지방산의 비율이 증가한 것으로 보인다.)
- 쑥차는 심장의 활동을 돕고 심장의 울렁거림이나 숨이 차는 것을 억제한다.
- 심장이 약해 울렁거리고 숨이 찬 횟수가 빈번한 데 효과가 있다. 협심증 환자에게는 쑥 생즙을 권한다.
- 간염으로 인한 황달, 식욕부진, 피로감이 없어진다.
- 쑥에는 혈액 중에 남아도는 지방을 줄이는 작용을 하여 동맥경화를 막는다. 피를 맑게 하고 자궁 출혈, 보혈에 탁월한 효과가 있다.

- 쑥 생즙을 마시면 혈압이 내려간다. 생즙을 먹기 힘든 사람은 다른 채소나 과일을 적당량 넣어 쑥 주스를 만들어 먹는 것이 좋다.
- 쑥에는 몸을 따뜻하게 하는 작용이 있어 달여 마시면 냉증이나 저혈압이 개선된다.
- 위장을 건강하게 하는 쑥에는 혈행을 돕는 기능이 있다. 쑥차를 마시면 위장의 점막에서 혈행이 개선되어 위장이 튼튼해지는 것이다. 소화흡수도 잘 되고 복부도 따뜻하게 되므로 피부나 안색도 건강해진다.
- 쑥의 뿌리를 술에 담근 쑥주는 천식의 발작 예방에 특효약이다.
- 쑥차로 끈질긴 기침이 멈추고 중증의 감기가 완치된다
- 두통이 잘 일어나는 사람은 쑥차를 매일 마시는 것으로 두통을 피할 수 있다.
- 쑥차를 복용하면 습관성 설사도 멈출 수 있다
- 쑥으로 몸의 냉기를 개선하고 생리통을 근본적으로 없앤다.
- 쑥 목욕을 계속하면 아름다운 피부를 만들 수 있다.
- 발의 신경통은 쑥 생 잎을 넣은 목욕통에 들어가면 통증이 가신다.
- 냉기로부터 일어나는 요통이나 신경통에는 쑥 방석이 효과적이다.
- 땀띠, 피부염, 가려움을 멈추게 하고 빨리 치료되게 하는 쑥즙 냉찜질을 한다.
- 관절통, 요통의 치료에 좋은 쑥과 생강의 약리 작용이 있다.
- 오십통과 류마티즘의 통증을 완화시킨다.
- 쑥차를 달여 마신 잎을 환부에 붙이면 치질이나 무좀을 해소하

는데 유효하다.
- 쑥 찜질을 하면 치질의 아픔이 해소되고 완쾌될 수 있다.
- 신장병의 원인이 되어 가려운 것이나 피부염, 아토피성 피부염에는 쑥즙이 잘 듣는다.
- 투석 환자가 호소하는 강한 가려움증에는 쑥즙이 효과가 있다.
- 쑥즙을 사용하였더니 아이의 아토피성 피부염이나 습진이 치료되었다.[17]

5. 쑥의 종류별 이용 특성

쑥은 때때로 약리용 재료로 많이 쓰이지만, 음식의 재료로도 사용한다. 홉(hop)의 사용법을 모르던 시대에 영국에서는 맥주의 향을 내기 위해 쑥을 사용하기도 하였다. 오늘날에도 독일에서는 가금류 특히 거위고기의 누린내를 제거하기 위해 이를 사용하기도 한다. 쑥 중에도 특히 *Artemisia dracunculus*는 요리에 빠질 수 없는 재료로 사용되는데 이를 흔히 타라곤(tarragon)이라고 한다.

타라곤은 '양념으로 쓰는 허브'로서 샐러드의 향을 내고 피클의 신맛을 완화해 주며 양고기나 닭고기의 누린내를 없애준다. 또 베아르네즈나 레물라드, 라비고트 등 감칠맛 나는 여러 가지 소스를 만드는 재료로 사용되며 겨자 향을 내는 데도 사용된다. 요리사라면 타라곤 없이 요리할 수 없을 만큼 중요한 음식 재료이다. 하지만 13세기경 무어족들이 스페인에 타라곤을 처음 들여왔을 때에는 요리 재료가 아닌 약초로써 크게 성공을 거두었다. 이 구세주 같은 식물은 기분을 상승시킬 뿐만 아니라 위와 심장을 튼튼하게 해주며 여자들의 월경을 순조롭게 해주어 압생트쑥과 비슷한 특성을 지녔다. 게다가 뱀독을 치료하는 데도 효과적이었다. 타라곤이라는 이름도 이러한 특성에서 유래하였다.

타라곤(tarragon)이라는 이름은 tarkhoum이라는 아랍어에서 유래했으며, tarkhoum은 아룸속 식물을 일컫는 drakontion이라는 그리스어에서 나왔다. 사실 아룸속 식물은 완전히 다른 종류의 식물이다. 그러나 플리니우스는 타라곤을 드라쿵쿨루스(dracunculus)라고 불렀는데 이 말은 문자 그대로 작은 용, 작은 뱀을 가리킨다. 오늘날에도 프랑스의 일부 지방에서는 타라곤을 작은 뱀이라는 뜻의 세르팡틴(serpentine)이라고 부르기도 한다. 고대에 타라곤을 박주가리처럼 뱀을 쫓는 식물로 생각했다는 사실은 전혀 놀라울 것이 없다. 타라곤 뿐만 아니라 다른 쑥속 식물들이 집에서 뱀을 몰아내 주는 약초로 통하기 때문이다. 타라곤은 16세기에 와서나 매우 먼 곳에서 유럽으로 보급되었는데, 이를 유럽에 전한 아랍인들 자신도 이 식물을 러시아와 타타르 지방으로부터 전해 받았다.

오늘날에는 향신료로만 쓰이고 있으나 타라곤이 지닌 몇 가지 효능은 인정하지 않을 수 없다. 타라곤은 식욕을 촉진하며 건위제이자 흥분제이기도 하다. 타라곤으로 만든 리큐어는 일부 지방에서 많은 사랑을 받는다. 맛도 있거니와 소화를 돕는 효과도 있기 때문이다.

중국 전통 의학에서 쑥의 용도는 서구의 약용 식물 요법에서와 별반 다르지 않으나, 중국에서는 솜털이 유난히 많은 쑥을 부싯깃으로

사용하는 점이 특별하다. 쑥을 비벼서 작은 원추 모양을 만들어 환자 몸 위에 올려놓고 그 끝에 불을 붙여 열기가 살 속으로 퍼지게 한다. 불이 닿는 부분은 극히 제한되어 있으며 침을 놓는 부위와 일치한다. 즉 뜸 요법으로 예민한 신경 부위를 자극하여 이를 중추신경계에 전달하고 이 에너지를 다시 환부로 전달하는 치료법이다. 유럽에서 moxa라고 알려진 쑥뜸은 일본어 모쿠자(もくざ-약쑥의 뜻)가 어원이 된 용어로 동아시아 지방에서는 아주 오래전부터 발달되어 왔고 널리 사용되고 있다.

1) 쓴 쑥(A. absinthium, wormwood)

▶ 경작과 이용

이 식물은 건조한 땅에서도 쉽게 자란다. 이 식물은 질소 성분이 풍부한 땅을 좋아하며 햇빛이 많이 비추는 곳을 좋아한다. 기후가 온화할 때 꺾꽂이로 혹은 온상에 씨를 뿌려 번식시킬 수 있다. 북아메리카의 대부분과 원산지로부터 멀리 떨어진 지역도 이 식물은 풍토에 자연스럽게 적응하여 귀화 식물이 되었다. 이 식물의 독특한 냄새는 해충으로부터 식물을 보호하는 보호제로 유용하게 쓸 수 있다. 다른 식물과 함께 심으면 뿌리에서 분비되는 물질 때문에 다른 식물의 성장이 억제되기도 한다. 이 식물을 경작지의 둘레에 심어 놓으면 곤충의 애벌레를 쫓는 효과가 있다. 실내에서도 벼룩과 나방을 쫓는 데 사용하기도 한다.

식물학적 특성

*Artemisia absinthium*은 absinthium, absinthe wormwood, common wormwood, grand wormwood 혹은 wormwood라고 불리며 유라시아와 북아프리카의 온대지역이 원산지이다.

쓴 쑥은 곧게 자라는 다년생 식물로 물이 잘 빠지는 약알칼리성 양토에 잘 자라며 햇빛이 비치는 습기가 적절한 땅에서 잘 자라지만 가뭄에도 잘 견딘다. 쑥은 여러해살이 식물이며 토양 조건이 좋지 못하면 줄기가 단단해지고 방향성이 향상된다. 쑥은 매우 공격적인 식물이기 때문에 근처에 다른 식물이 있으면 뿌리 분비물로 성장을 방해한다. 매우 변종이 많아 어떤 변종은 전형적인 것보다 훨씬 커 1.5m가량 되며 강한 수지향, 꽃냄새를 갖는 것도 있고 잎이 국화잎과 비슷한 것도 있다. 잎을 국이나 부식으로 이용하기도 한다.

쓴 쑥은 미국의 중부나 북서부에서 상업적으로 재배하고 있다. 일반적으로 wormwood, absinthe, absinthium, madderwort라고 불리며, 그 잎이 방향성을 가지고 있다. 1~1.5m까지 자라며 가지가 많고 숲처럼 자란다. 여름에서 가을 사이에 노란색 꽃이 핀다.

쓴 쑥은 5~21℃가 성장 적온이며, 연간 강수량은 300~2700mm, 토양의 pH는 4.8~8.2로 척박한 땅이나 기름진 땅에서 모두 잘 자란다.

쓴 쑥은 7년 또는 10년간 재배할 수 있지만, 최대 생산량은 2년 또는 3년일 때이며 늦여름과 개화기 동안 연간 두 번 수확할 수 있다. 정유 성분을 얻고자 하면 증류 전에 약간 건조할 필요가 있다.

다년생 초본식물이며 줄기는 단단하고 나무와 같다. 줄기는 곧게 자라며 홈이 있고, 가지를 치며 은록색을 띤다. 잎은 나선형으로 자라며 위쪽은 녹회색이고 아래쪽은 은색이다. 아래쪽 잎은 은백색 솜털로 덮여 있으며 미세한 유선을 가지고 있다. 기본적인 잎은 25cm 정도로 긴 엽병(葉柄)과 함께 이회우상(二回羽狀) 혹은 삼회우상(三回羽狀)이지만 줄기에서 바로 난 잎은 분화도 잘되지 않고 작아서 5~10cm 정도이며 엽병도 아주 작다. 제일 위쪽에 있는 잎은 아주 단순하고 엽병이 없다. 꽃은 미황색으로 관 모양을 하며 둥글게 굽어져 구형의 꽃 집합체를 이룬다. 꽃은 잎과 함께 차례대로 나며 원추화서(圓錐花序)를 이룬다. 꽃은 이른 여름부터 초가을까지 피며 바람에 의하여 번식한다. 열매는 작은 수과(瘦果)로 씨는 중력에 의하여 분산된다.

 방향이 있는 다년생 식물로 각이 있고 구불구불한 줄기는 흰털로 덮혀 있으며 화두(花頭)는 3~4mm이며 느슨하게 퍼진 원추화서(圓錐花序)이다. 잎은 향미 식품으로 사용하여도 좋으며 해는 없다. 그러나 이 식물의 성분을 농축하여 사용하면 강력한 중독성이 있어 환각적 행복감을 느끼게 한다. 이는 압생트술과 비슷하며 심한 뇌손상을 초래하기 때문에 프랑스에서는 1915년에 사용을 금지했다. 이 식물의 잎에서 나오는 휘발성 성분은 밀, 양갓냉이, 아마의 발아를 완전히 억제하는 한편 흰 겨자씨는 뚜렷이 발아가 촉진된다고 한다. 쓴쑥의 잎 추출물은 거의 모든 향신식물의 발아를 억제하고, 뿌리 추출물은 밀의 발아를 억제하고 양갓냉이와 아마에서는 싹이나 뿌리의 발육을 억제하는 것으로 보고 하고 있다. 이 식물의 물 추출물이나 메타놀 추출물에는 MDME 억제 작용을 통하여 간을 보호하는 기능이 있어 전통적으로 간 손상에 쓰고 있는 것을 증명해주고 있다.

쓴 쑥의 주요 성분

정유는 생 쑥의 0.5~1.0% 정도이지만 재배 환경 조건에 크게 영향을 받는다. 휘발성 정유에는 thujone, phelladrene, thujyl alcohol, cadinene 그리고 azulene 등이다. 쓴 쑥의 쓴 성분은 absinthin과 anabsinthin이다.

식용 등

쓴 쑥은 버무스, 쓴 맥주, 리큐르와 같은 알코올 음료의 방향제로 쓰인다. 과거에는 맥주 제조에 호프 대신 사용되었다. 프랑스에서는 리큐르 압생트의 제조를 위하여 정유 성분이 대량 필요하였으나 1912년에 생산이 중지되었다. 쓴 쑥은 종종 장식용으로도 쓰인다. 잎은 종종 풍미를 얻기 위해 쓰였으나 장기간 먹으면 독성이 있다는 점을 유의해야 한다.

약리적 이용

쓴 쑥은 오랫동안 약초로 이용된 매우 쓴 식물이다. 쓴 쑥의 말린 잎, 꽃, 정유는 전통적으로 구충, 항균, 항경련, 장내 가스 배출, 진정제, 자극제, 위장병, 강장제로 쓰였다. 쓴 쑥은 간, 담낭, 소화기계를 튼튼히 하는데 매우 효과적인 약초이며 또한 구충 효과도 잘 알려졌다. 소화기계가 약하거나 무력한 사람들에게는 극히 유용한 약초이다. 위산과 담즙의 분비를 증가시키며 소화기에 활성을 주어 영양소의 흡수를 돕는다. 규칙적으로 복용하면 배에 가스가 차거나 위하수증에 좋으며 질병으로 오래 고통을 받고난 후 원기회복에 도움을 준다.

잎과 꽃은 항기생충, 항염증, 항부패성, 항경련, 항종양, 구충제, 담즙과 월경 촉진제, 해열제, 수면제, 자극제, 위장 강화제의 기능이 있다. 쓴 쑥은 개화기에 들어가면 수확하여 그 후 사용을 위하여 건조한다. 내복용으로 사용 시는 소량을 단기간 동안 투여해야 하며 자격 있는 전문가의 관리하에 사용한다. 아주 쓴 잎은 식욕 촉진을 위하여 씹기도 한다. 쓴맛이 혀에 닿으면 위장을 자극하고 다른 소화샘들도 반사적으로 영향을 받는다. 과민성 식욕 감퇴에 잎이 효과가 있다고 한다.

또 타박상이나 벌레에 물린 데에도 쓸 수 있다. 따뜻한 습포는 발목을 삐었거나 근육이 뭉친데 편한 상태로 만들어준다. 가정용 비상약은 잎으로 만들 수 있다. 담낭을 자극하여 담즙의 분비를 촉진하여 간과 담낭의 이상을 치료해준다.

잎과 꽃은 완전히 개화했을 때 채집하여 자연 건조하던가 인공 건조시킨다. 이 식물의 활성 성분은 실리카(silica)와 두 개의 쓴맛 성분인 absinthine과 anabsinthine, 튜존, 탄닌, 수지 성분, 말산, 숙신산 등이다. 이들은 소화와 위통 완화에 사용됐고 방부제, 해열제로도 쓰인다. 의학적으로 임신부가 노동의 고통을 감소시키도록 차를 만드는 데 쓰이기도 한다. 포도주에는 이 식물을 가루로 만들거나 침출액을 쓴다. 이 식물의 유지 성분은 혈액순환을 증진시키기 때문에 심장 자극제로 쓸 수 있다. 이 식물에서 추출한 순수한 유지는 매우 독성이 커서 적절한 양을 사용해야 하며 위장 계통의 약으로 대부분 쓰이고 있다.[18]

기타 용도

신선한 것이나 말린 것이나 곤충과 쥐를 쫓을 수 있다. 이들을 옷 사이에 놓으면 곤충이나 나방의 침입을 막을 수 있다. 쓴 쑥은 강력한 살충 성분인 sesquiterpene lactones을 함유하고 있기 때문에 괄태충* 이나 곤충이 싫어하게 된다.

2) 쑥(Artemisia vulgaris)

식물학적 특성

이 쑥은 동유럽과 서아시아가 원산지인 것으로 보인다. 이 쑥은 일반 이름 중 'mugwort'란 단어가 들어가는 Artemisia속 여러 종 식물 중의 하나이다. 이 식물은 종종 Felon herb, Chrysathemum weed, Wild wormwood, Old uncle Henry, Sailor's tobacco, Naughty

---

* 달팽이와 같이 생겼으나 껍질이 없는 연체동물 복족류(腹足類)의 벌레

man, Old man, 혹은 St. John's plant라고 알려져 있기도 하다.

이 종(種)의 식물은 대부분 세계의 온대와 한대지역에 걸쳐 야생으로 널리 자라는 것을 발견할 수 있다. 중유럽, 동남유럽, 인도, 중국 그리고 일본에 흔히 볼 수 있는 잡초이다. 북아메리카에는 외래종으로 서식하고 있다. 불모지와 같은 경작하지 않는 땅이나 길가에 잡초처럼 자라고 있으며 질소 성분이 많은 땅에 잘 자란다.

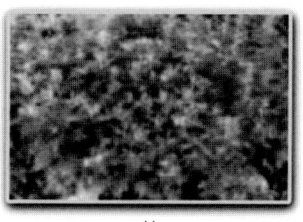
쑥

이 다년생 방향성이 큰 약초는 60~120cm 정도로 자라며 뿌리는 가지가 많고 나무뿌리와 같은 모습이며 암녹색의 톱니 같은 잎, 붉고 구불구불하며 매끈하거나 잔털이 있는 줄기로 되어 있다. 5mm 정도의 작은 꽃은 황색이나 암적색 꽃잎으로 사출상(射出狀)으로 대칭화되어 있다. 좁은 수많은 화두는 총상화서(總狀花序)의 원추화서(圓錐花序)이다. 이 식물은 풍매화이다. 정유는 연한 황색으로 약간의 녹색을 띠기도 한다. 방향은 매우 강력한 장뇌향을 가지며 녹색이 있을 때는 쓴내가 난다.

- 비중 : 0.8786~0.9265, 25℃
- 광회전(optical rotation) : -13.25° ~ -29.35°, 25℃
- 굴절률 : 1.35~1.49, 25℃
- 산가 : 2.49~6.50
- 에스텔가 : 25~55
- 용해도 : 알코올에 용해되지 않는다.

식품 이용

잎과 꽃봉오리는 7월에서 9월 중 꽃이 피기 전에 따야 최상품으로 기름이 많은 음식, 육류, 생선류의 요리에 쓴맛을 내기 위하여 사용한다. 독일에서는 주로 거위요리에 사용하는데 전통적으로 크리스마스 때 먹기 위하여 준비하는 거위구이에 사용한다. 거위 속에 이 쑥의 잔가지를 넣으면 'goosed' 혹은 'is goosed'란 말이 나오게 되었다.

중국에서는 쑥을 요리에 사용한 예가 몇 군데 보인다. 유명한 중국의 시인 소동파(蘇東坡)는 11세기에 그의 시에 쓴 적이 있고, 기원전 3세기의 다른 시나 노래에도 볼 수 있다. 주로 그것을 로우하오(蔞蒿, 누호)로 불렀으며 냉음식을 만들 때나 신선한 육류나 훈연한 유류를 요리 시에 사용하였다.

한국과 일본에서는 떡을 만들 때 녹색을 내기 위하여 사용하였다. 한국에서는 벚꽃이 핀 후 머리에 수건을 두른 할머니들이 야생 쑥을 채취하고 있다. 한국에서는 국이나 떡에 보편적으로 쑥이 사용되고 있다. 피를 깨끗하게 한다고 하지만, 채취하는 지역에 따라 다른 약리적 특성을 믿고 있다.

중세에는 쑥을 향초 혼합물로 만들어 호프가 일반적으로 사용되기 전 방향 성분으로 쓰였다. 과거 한때는 맥주 음용가들이 맥주에 중독될 뿐 아니라 이 식물의 환각적 특성을 즐긴 것으로 보인다.

잎은 신선한 것으로 혹은 요리용으로 쓴다. 방향성과 쓴맛이 있으며 음식물에 첨가하면 소화를 돕는다. 그래서 음식물에 향기를 주기 위하여 소량 섞어 쓰며 특히 기름기가 많은 식품에 쓰인다. 또 찹쌀떡을 만들 때 색깔과 향기를 내기 위하여 쓴다. 봄에 나는 어린싹은 나물로 먹기도 한다. 말린 잎이나 꽃은 차를 만들어 먹는다.

약리적 이용

19세기에는 mugwort에 투존(thujone)이 함유되어 있는 것이 밝혀졌고 이를 다량 섭취하거나 소량이라도 장기간 섭취하면 독성을 나타낸다. 특히 임신부는 다량 섭취하는 것을 피해야 한다. 투존은 서양적색삼목(western red cedar, *Thujar plicata*)에도 함유되어 있으며, 투존이란 이름도 여기에서 유래된 것이다. 이 쑥은 식품으로, 약초로, 흡연용 식물로 사용한 역사적 기록이 많다. 잠들기 전에도 많이 사용하였는데 베개 밑에 넣어두고 자면 꿈이 생생해진다고 한다.

쑥은 역사적으로 볼 때 오랫동안 여러 가지 목적으로 이용되어왔다. 방부제, 항경련제, 식욕 촉진제, 구충제, 담즙 분비 촉진제, 발한 촉진제, 소화제, 이뇨제, 월경 촉진제, 거담제, 지혈제, 신경 진정제, 하제, 흥분제, 강장제 등으로 이용되어왔으나 주로 소화기계, 월경불순과 장내 기생충 제거를 위하여 제일 많이 사용되었다. 그러나 약간의 독성이 있어 임신부에게 사용하면 조산이나 유산의 우려가 있어 사용에 주의하여야 한다.

신선한 쑥이나 말린 쑥은 곤충 기피제로 쓰이기도 하지만 스프레이로 사용할 땐 다른 식물의 성장을 억제할 수 있으므로 주의를 요한다. 약한 차는 모든 곤충의 살충제로 효과가 있으며 쑥에서 얻은 정유는 곤충의 유충까지도 죽일 수 있다.

잎은 식욕 촉진제, 이뇨제, 지혈제, 건위제로 쓸 수 있다고 하며 내복용과 외용으로 쓸 수 있다. 잎이나 꽃을 우려낸 물은 신경질환, 경련, 임신 촉진, 자궁 출혈, 월경불순, 천식, 뇌질환에 쓰이기도 한다. 잎에는 항균성 물질이 있어 *Staphylococcus aureus*, *Bacillus typhi*, *Bacillus dysentriae*, *streptococci*, *E. coli*, *Bacillus subtilis*, 슈도모나스(pseudomonas) 등의 세균에 효과가 있다. 잎은 신발 안에 넣어두면 오래 걸어서 생긴 발의 통증을 완화해줄 수 있다.

말린 잎과 줄기는 쑥뜸에 이용되며 특히 말린 잎 뒷면의 가는 솜털은 더 자주 이용된다. 줄기는 항 류머티즘, 항경련, 건위제로서 쓸 수 있다. 뿌리는 강장제와 항경련제로 쓸 수 있으며, 건위제로는 아주 훌륭한 효과를 나타낸다.

이 쑥은 cineole, wormwood oil, thujone과 같은 에텔성 유지, 플라보노이드, 트리텔펜, 쿠마린 유도체와 같은 성분들을 함유하고 있다. 예로부터 항기생충제로 사용되어왔다. 산스크리트어로 naga-damni로 부르는 이 식물은 아유르베다에서 강장제는 물론 불안이나 정신적 긴장이 있을 때도 쓰였다.

중국 전통 의학에서는 쑥을 말려 가루로 만들고 숙성시켜 뜸을 뜨는데 사용하였다.

3) *A. abrotanum*

▣ 식물학적 특성

남유럽이 고향인 다년생 식물이다. 이 식물은 아르테미시아(Artemisia)속 식물들 가운데 가장 단단하고 나무와 같은 줄기를 갖는다. 방향은 쓴 레몬 향이 난다. 엽군(葉群)은 밀생하는데 녹회색 분획으로 구분되어 있다. 꽃은 조그만 노란색으로 느슨한 원추화서(圓錐花序)를 이룬다.

늦여름에 이 식물의 지상 부위로부터 휘발성 유지, abrotanin, 탄닌을 얻을 수 있다. 이 식물의 침출액은 쓰지만, 강장 효과가 있어 위장 관계에 소화액의 분비를 촉진해 소화기능을 강화시킨다. 또 다른 Artemisia속 식물들과 같이 월경을 촉진하기 때문에 임신부는 섭취하지 말아야 한다. 강한 휘발성 유지는 곤충을 쫓을 수 있다.

유럽의 자생 식물은 아니나 15세기 초엽 남유럽에 전해졌다. 잎을 꺾으면 레몬 향기 같은 신선한 향기가 난다고 해서 시트로넬(같은 이름으로 불리는 식물이 여러 가지가 있는데 이들의 공통점은 단지 레몬 향기뿐이다)이라고도 하고, 옷장 속에 좀이 생기는 것을 방지해준다고 해서 '옷장'이라고도 하며 '주정꾼'이라고도 하는데, 이는 그리스어의 abrotonon에서 유래된 것으로 보인다. 요즈음에는 좋은 향기가 나게 할 목적으로만 이 식물을 정원에 심는데 키가 1~1.5m 정도 되는 관목 숲을 이룬다. 회색 잎은 가는 끈 모양을 하고 있으며 노란색 꽃은 국화처럼 두상화 형태로 다닥다닥 붙어서 핀다. 17세기까지만 해도 약용으로 쓰이던 식물이었다. 그리스인에게는 행운을 가져다주는 식물이라고 숭배를 받기도 했다. 그리스어 이름 abrotonon은 '행복, 번영, 너그러움' 등을 뜻하며 때로는 '우아함, 세련됨'을 의미하기도 한다. 한편 abrotonon은 '불멸, 신성함' 등을 뜻하는 abrotes에서 파생되었다.

그리스인들에게 이 식물은 추위를 예방해 주며, 탈모도 예방해 주며, 뱀을 물리치는데 효과적이라고 알려져 있다. 그뿐만 아니라 이 식물은 정력제로서의 명성도 지니고 있는데 다른 쑥들이 여성들을 위한 식물로 취급되었던 반면 이 쑥은 남성적인 식물로 여겨졌다. 프랑스에서 서던우드(Southernwood)는 수컷 쑥을 의미한다. 영어에서는 서던우드를 old man이라고도 하며, 독일어에서는 멧돼지 수컷을 의미하는 eberraute 또는 eberreis라고 한다.

▶ 식용

어린싹은 쓰고 레몬 향이 나며 케이크, 샐러드, 식초에 향미제로 소량 사용한다. 어린싹은 쓴맛 때문에 차로 만들어 먹는다.

▶ 약리적 이용

서던우드는 가정용 약초로 오랫동안 사용됐지만 지금은 약초로는 거의 사용되지 않는다. 이 쑥은 강한 방향성 쓴맛 때문에 위액이나 장소화액의 분비를 촉진하여 소화 기능, 간 기능을 개선한다. 또 자궁을 자극하여 월경을 원활히 하고, 열을 내리게 하고, 경련을 완화하고, 장내 기생충을 제거한다. 특별히 쓴맛이 나는 어린 꽃 싹은 항기생충, 방부제, 담즙 촉진, 월경 촉진, 위장 강장제로의 기능이 있다. 이 쑥의 주요 용도는 월경 촉진제로 관련 신경을 자극하고 건강하게 하는 것이다. 때때로 어린아이들에게 장내 기생충 구제를 위하여 쓰였으며, 외부용으로는 작은 상처의 출혈을 멈추게 하고 치료에 도움을 주고자 쓰였다. 내복용으로 사용 시는 독성이 있다는 것을 잊지 말고 임신부에게는 쓰지 않도록 한다.

기타 용도

이 쑥이 성할 때는 과수원에 심으면 과일 나방의 기피제로 쓸 수 있다. 생 쑥을 피부에 문지르면 곤충의 접근을 막을 수 있다. 싹을 실내에서 말리면 6~12개월간 곤충의 접근을 막을 수 있다. 개미도 이 쑥의 냄새를 싫어하고, 주방의 음식 조리 시 생긴 냄새는 이 쑥을 조금 태우면 제거할 수 있다. 잎은 신선한 레몬 향을 가지고 있어 적절한 용기에 넣어 화향을 즐길 수도 있다. 잎이나 꽃으로부터 얻은 정유는 다른 향수에 세밀한 향을 부여할 때 사용하였다. 가지로부터는 황색 염료를 얻을 수 있다. 이 쑥은 낮은 담으로 이용하면 쉽게 기어오를 수 없다. 이 쑥의 더운물 추출액은 머릿결을 건강하게 하는데도 사용한다.[19]

4) 개똥쑥(Artemisia annua)

잔잎쑥·개땅쑥이라고도 한다. 길가나 빈터, 강가에서 볼 수 있으며 1m 정도의 크기까지 자란다. 풀 전체에 털이 없고 특이한 냄새가 난다. 줄기는 녹색으로 가지가 많이 갈라진다.

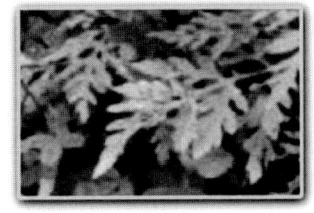

개똥쑥

잎은 고사리와 같고, 꽃은 밝은 황색이며 장뇌와 같은 향을 갖는다.

잎은 어긋나고 2~3회 가늘게 깃꼴로 깊게 갈라진다. 길이 4~7cm로 모양은 바소꼴이고 겉에 잔털과 선점(腺點)이 있다. 잎 가운데가 빗살 모양으로 되어 있고 위쪽 잎이 작다. 꽃은 6~9월에 녹황색으로 피며, 작은 두상화가 이삭처럼 달려서 전체가 원추꽃차례를 이룬다. 두상화는 공 모양이고 지름 1.5cm이다. 개똥쑥 꽃은 쑥 종류 중에서 가장 작고(꽃송이 평균 길이 1.33mm, 꽃송이 평균 너비 1.27mm) 줄기는 하나로 곧추서며 하부 잎은 4~5개로 갈라져 있다. 꽃턱은 겉으로 드러나 있다. 총포 조각은 털이 없고 2~3줄로 배열하며, 외포 조각은 긴 타원형으로 녹색이다. 열매는 수과로 길이 약 0.7mm이다.

이 식물의 주성분은 아르테미시닌(artemisinin)인데 아르테미시닌은 항독소 활성을 가지고 있기 때문에 천연 약초 살균제로 쓸 수가 있다. 이 식물에 함유된 아르테미시닌은 보통 0.01~0.4%이지만 어떤 분리주에서는 1%가 넘는 경우도 있다. 아르테미시닌은 이 화합물보다 10배나 더 많이 함유된 아르테미시닉산(artemisinic acid)으로부터 얻을 수 있다. 실험실에서 artemisinin은 뿌리로부터 생합성을 할 수 있다고 하였으며 화학적인 합성법도 알려져 새로운 말라리아 퇴치를 위한 작물로 주목을 받고 있다.

추출

과학자들은 1972년에 이 식물의 추출물로 유인원을 대상으로 실험한 결과 항말라리아 성분을 가지고 있는 것이 발견하였으며, 그 활성 성분을 분리하고 화학적 구조까지 밝혀 아르테미시닌이라고 하였으나 전에는 아르테뉴인(arteannuin)으로 불리던 것이었다. 아르테미시닌은 에칠에테르와 같은 비등점이 낮은 유기용매로 추출하였으며, 이 성분은 줄기, 잎, 꽃에서도 발견되었으나 새로 자란 식물의 윗부분에 이 성분의 함량이 매우 높았다. 열대 국가에서는 말라리아의 퇴치를 위하여 다른 약과 함께 섞어서 사용하는 것을 선호하고 있다.

약리적 이용

이 쑥은 중국의 약초학자들에 의하여 아주 오래전부터 해열제로 쓰였으나 보편적인 이용은 되지 않고 있다가《중국 응급처치교본》(기원후 340년)이 1970년에 발견되고 나서 그 효과를 다시 발견하게 되었다. 이 교본의 처방으로는 건조한 이 쑥의 잎으로 차를 만들어 마시면 해열 효과가 있다고 쓰여 있다.

서양에서는 sweet wormwood로 알려져 있으나 전래 중국 전통 약초인 칭하오[青蒿]이다. 방향이 있는 항세균식물로 말라리아원충을 사멸하고, 열을 내리게 하고, 출혈을 억제한다고 알려졌다. 항말라리아 효과 때문에 열대지역에서 종종 사용하고 있다. 이 식물의 잎을 달인 물을 복용하면 주기적으로 일어나는 질병이나 소화 기능에 좋고, 해열 기능도 있다. 그래서 감기나 설사에도 효과가 있다. 잎은 비출혈, 화상, 종기에 찜질하면 좋다. 잎은 꽃이 피기 전 여름에 수확하여 말린다. 임상시험에서 90% 이상의 효과가 있어 말라리아 표준 약보다도 효과가 컸다. 이 식물의 씨는 고창증, 소화불량, 야간 발한에도 효과가 있다고 한다.

미국 워싱턴대학 연구팀은 암을 죽이는 능력이 기존 약보다 1,200배 되는 약초에 대해 보고했다. 연구팀은 《암 저널(Cancer Letters)》을 통해 '개똥쑥(Artemisia annua L)'에 대해 "백혈병 세포에 투여했더니 폭탄처럼 암세포를 죽이는 것으로 조사됐다."라고 밝혔다.

　고서에 의하면 개똥쑥은 효과가 다양하다. 암은 물론 혈압, 당뇨 등 3대 고질병에 좋으면서 말라리아에 의한 뇌성마비, 소아 경련, 청열(淸熱), 조열(朝熱), 양혈(養血), 도한(盜汗), 해열제로 결핵의 열, 만성 간혈열, 산욕열, 신경성 열병, 황달에 복용하거나 악창, 개선(옴), 지혈, 변혈, 벌독에 외용제로 사용한다.

　기생충과 잡열과 염증을 제거해 주고 항암제나 방사선 치료를 받더라도 그 후유증을 덜어준다. 개똥쑥의 원리는 개똥쑥에 포함된 플라보노이드는 암세포가 좋아하는 철분으로 코팅된 특이한 것으로 암이 스스로 찾아 먹고 죽게 된다.

▶ 말라리아에 대한 대응

　이 식물은 오래동안 중국에서 항말라리아 식물로 이용하였다. 아르테미시닌(aretmisinin)은 엔도페록시드(endoperoxide)로 연결 구조를 하고 있는 sesquiterpene lactone으로 말라리아약으로 합성하기에 이르렀다. 이 쑥으로 만든 차의 말라리아 퇴치에 대한 효능에 관하여는 논쟁이 끝나지 않았다. 어떤 연구자들은 아르테미시닌이 물에 녹지 않기 때문에 쑥 침출액을 농축시키는 것으로는 말라리아에 효과가 충분치 못하다고 하였다. 다른 연구자들은 이 쑥이 말라리아약을 제조하는 여러 성분의 하나로 들어가는 것이 좋다고 하였으며 이 쑥의 차로 임상실험을 한 결과 효과가 있었다고 주장하였다. 말라리아 퇴치를 위한 이 쑥의 이용이 매우 간단하고 값이 싸 열대지역에서 상업적인 처방을 대신하여 자가요법으로 권고할 만하다. 2004년 에티오피아 보건부는 말라리아 퇴치를 위한 제일 많이 사용하는 약을 바꾸었다. 설파독신(sulfadoxine)의 투여는 평균 실패율이 36%에 달하였으나 이 쑥으로 만든 것으로 정확히 사용했을 때 100%의 효과가 있었다고 하였다.

암에 대한 적용

이 식물은 항암 특성이 있는 것으로 보인다. 어떤 유방암 세포에 대하여 선택적으로 독성을 나타내는 능력이 있다고 하였다. 전립선암이나 혈액암 등에도 관심을 끌 만한 효과가 있었다고 보고하였다.
개똥쑥에는 식물에 흔하지 않은 철이 다량 함유돼 있다. 암세포는 철을 다량으로 흡수하여 세포를 키우는 특징이 있는데, 개똥쑥을 먹게 되면 몸 안의 암세포가 개똥쑥의 철을 먹게 되고 동시에 기존의 항암제보다 1,200배나 넘는 아르테미신을 먹게 되어 암세포가 죽게 된다.[20]

용도

이 식물은 중국에서 술 발효 시 아스페르길루스(Aspergillus)속 곰팡이의 발육에 배양체로 사용하였다. 이 식물의 정유는 0.3%로 기분 좋고 상쾌한 향으로 약한 발삼향을 가지고 있어 향수에 사용되었다. 녹즙으로 먹거나 믹서에 갈아 즙을 내어 먹는다. 생즙이 가장 효과가 있다.[21] 개똥쑥의 항암 효과에 대한 밝혀지고 세계보건기구(WHO)로부터 한약재로 지정받은 후 국내 제약회사에서 개똥쑥을 주제로 한 약제를 개발하여 제품으로 출시하고 있다.[22]

5) 개사철쑥(*Artemisia apiacea*)

- **식용** : 어린잎은 봄철에 요리해 먹는다.
- **약용** : 쑥 전체는 정화제, 해열제, 건위제, 해충 제거용으로 쓰인다. 이 식물에는 모기를 쫓아 말라리아를 예방하는 데 쓸 수 있다. 신체 내에 있는 말라리아 원충의 성장을 억제하고 주기적 발열 질환의 처치나 심하지 않은 열, 일사병에도 쓰인다. 이 식물은 개똥쑥과 상호 바꾸어 쓸 수도 있다. 그래서 약효도 개똥쑥과 같다.
- **기타 용도** : 불에 태우면 곤충을 퇴치할 수 있다.

6) 황해쑥(*Artemisia argyi* Lev. et Vnt.)

■ 식물학적 특성

다년생 초본식물로 줄기 전체에 섬모가 있다. 잎은 우상으로 깊게 갈라지거나 얕게 갈라지며 엽편의 가장자리에는 굵은 톱니가 있다.

앞면에는 선점이 있고 뒷면은 담백색이다. 꽃은 두상화서로 9월에 꽃이 피며 꽃색은 자주색이다. 결실기는 10월이다. 이것의 잎을 애엽이라 한다.

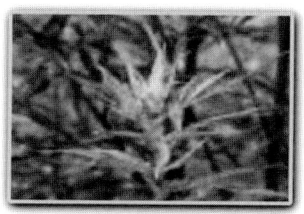

황해쑥

약리적 이용

잎은 방부제, 거담제, 해열제, 지혈제로 쓰인다. 또한, 살균처리, 자궁출혈, 월경불순, 기침, 천식에도 효과가 있다. 잎에 들어있는 항균성은 황색포도상구균, *Bacillus typhi*, *Bacillus dysenteriae*, *E. coli*, *B. subtilis*, *Pseudomonas* 속 등의 세균에 효과가 있다. 이 식물에서 추출한 휘발성 유지에는 특별히 기관지염이나 천식 치료에 효과가 있다. 이 오일을 목에 뿌리면 1분 이내에 효과를 얻을 수 있다.[23]

7) 사철쑥, 인진쑥(*Artemisia capillaris*)

식물학적 특성

이 쑥은 매우 쉽게 자라며 약알칼리성 모래땅, 물이 잘 빠지는 땅, 온종일 햇볕이 쪼이는 땅에서 잘 자란다. 또 한발에도 매우 강하여 건조한 땅에서도 잘 견딘다. 사실 토질이 나쁘고 건조한 땅에서 더 오래 살며 서식 환경이 나쁠수록 좀 더 강한 약리적 성분을 많이 함유한다. 만일 영국과 같은 온대지역에서 자란다면 영국 전체에 분포하는 것이 어렵지 않을 것이다. 영국의 해안을 따라 다양한 모습으로 자랄 것이다. -5℃ 정도의 낮은 기후에서도 잘 견딘다. 이 식물의 또 다른 특징은 많은 식물에게 영향을 주는 곰팡이의 공격에 저항할 뿐 아니라 사슴과 같은 초식동물로부터도 자신을 보호할 것이다. 이 식물은 씨에 의하여 전파한다. 이 식물의 씨를 늦겨울에 땅위에 뿌리거나 온실에서 재배한다면 초여름에 씨를 뿌리면 된다. 씨를 뿌려 싹이 나면 묘목을 이식하는데 등급별로 구분하여 개별 묘판에 심고 키운다.

일반적으로 그냥 Artemisia, capillaris, 중국 쓴 쑥, 인첸하오[茵院蒿, 인진쑥]로 불리며 전통 약초에 관한 문헌에서 자주 볼 수 있다. 이 식물은 다년생으로 관목의 숲을 이루며 60cm에서 120cm에 이른다. 이 식물은 동아시아의 야생 숲에서 발견되기 쉬우며 대만, 일본, 중국 북부가 원산지로 알려졌다. 이 식물의 경작 목적은 강한 향과 품질이 좋은 녹회색의 잎을 얻고자 하는데 있다. 꽃은 매우 작고 빛깔은 황백색으로 엷다. 원반 모양의 꽃 머리에는 어떤 설상화(舌狀花)도 없다. 여름철에 줄기 끝에 원추화서(圓錐花序)로 꽃이 핀다. 꽃 머리는 장식용으로 가치가 없어 높이 평가할 수가 없다.

방향성을 가진 식물의 잎 부분은 약초학자들에 의하여 이용되며 여러 가지 약리적 목적을 위하여 처리된다. 그러나 불행하게도 이 식물은 몇몇 학자들에 의하여 위험한 약이라고 주장하고 있다. 이 경우 쓴 쑥에서 드러난 화학적 특성이 영향을 주었을 것으로 생각된다.

이 쑥으로부터 약초차와 침출액을 만들어 약초요법에 사용하고 있다. 쑥을 이용한 여러 쑥 제품들은 중국 전통의학 시술에 잘 알려진 것들이다. 중의학 의사들은 인진쑥으로 만든 제품들을 공급하며 중국 전통 약품을 파는 상점에서 쉽게 구입할 수 있다.

▶ 식용

줄기와 잎은 삶아서 먹는다.

▶ 약리적 이용

사철쑥은 중국에서 2000년 이상 약초로 사용되었다. 이 쑥은 쓰고 찬 성질을 가지고 있기 때문에 간과 담도의 습열을 제거하고 열을 내려준다. 간염과 황달에 매우 효과가 큰 약초이다. 최근 연구에서도 간, 담낭, 소화 기계를 튼튼히 해주는 것을 확인하였다.

잎과 어린싹은 항균, 항바이러스, 담즙 분비 촉진, 해열, 이뇨, 혈관 확장의 기능이 있다. 외용으로 두통을 치료하는데 고약처럼 쓸 수 있다. 이 쑥은 늦은 봄에 수확하여 건조해 두고 쓴다. 임신부에게는 금기로 한다.

이 식물에서 나타난 항미생물 성질은 몇몇 조건을 갖춘 처리로 얻을 수 있다. 이 식물은 간에서 담즙의 생산을 촉진하는 기능이 있다. 이 쑥은 방광 치료나 기생충 감염에 쓰인다. 강력한 장내 기생충 제거 능력은 이 쑥의 큰 장점으로 보인다. 동시에 이 쑥에 함유되어 있는 화학물질은 장내 세균총을 자연스럽게 만들어준다. 클레브시엘라(Klebsiella)균에 의한 요로 감염에도 이 쑥을 이용하면 효과를 얻을 수 있다. 이 쑥의 아주 중요한 이용은 말라리아의 퇴치에 있다. 쑥에 함유된 화학물질 중 가장 강력한 물질로 알려진 아르테미신(artemisine)은 많은 사람들에게 말라리아의 심각한 고통을 안겨준 원충 *Plasmodium falciparum*의 퇴치에 효과가 있다. 실제로 아르테미신은 이런 말라리아의 퇴치에 쓸 수 있는 몇 안 되는 천연물질 중의 하나이다. 또 아르테미신은 아프리카 일부 지역에서 매우 위험하다고 알려진 심신을 쇠약하게 하는 질병(debilitating disease)을 일으키는 미생물에 강력히 대응한다고 한다. 이 쑥은 변비와 설사에도 효과가 있다. 이 쑥이 가져오는 효과 중의 하나는 장조직의 염증을 완화하여 소화를 돕고 세포 속으로 영양소가 원활히 들어가도록 촉진한다. 이 쑥으로 만든 약 중에는 위경련이나 복통을 완화하는 것도 있다. 역시 간염이나 황달에도 도움을 주고 십이지장으로 담즙을 분비하게 하는데 이는 대사 과정에서 축적된 간의 노폐물을 빨리 소화 기계로 배출하게 하는 작용이다. 간세포를 재생하는 데는 이 쑥이 가르데니아(gardenia) – *Gardenia jasminoidis*와 함께 사용하면 더 효과가 높아진다고 한다. 이와 같이 이 쑥은 간, 담낭, 위장 및 비장에 관련된 질병에 두루 효과가 있다.

인진쑥 등을 이용하여 개발한 한방으로 성조숙증을 억제해 성장을 도울 수 있다는 임상 결과가 제시됐다가 성조숙증을 유발시키는 호르몬의 억제로 성장이 촉진되는 효과를 얻었다고 보고하였다.[24]

8) 쑥(*Artemisia indica, A. vulgaris, A. asiatica*)

- **식용** : 어린잎은 요리하여 보리와 함께 먹는다. 잎은 찹쌀떡을 만들 때 풍미와 색깔을 내기 위하여 쓴다.

- **약용** : 잎과 꽃줄기는 항기생충, 항경련, 월경 촉진, 건위제로 쓴다. 달인 물은 신경성 경련, 천식, 뇌 관련 질환에 쓰며, 뿌리는 방부성이 있고 강장제로 쓸 수 있다.
- **기타 용도** : 0.2% 정도의 정유를 가지고 있으며 유충과 약한 곤충을 제거할 수 있다.

9) 참쑥(*Artemisia lavandulaefolia* DC)

식물학적 특성

쌍떡잎식물 합판화군 초롱꽃목 국화과의 여러해살이풀이다.

높이 1.5~2m이며 줄기 면에 거미줄 같은 털이 있다. 땅속에 줄기가 옆으로 뻗고 다시 가지줄기를 쳐서 곳곳에서 싹을 내어 번식한다. 뿌리에서 돋는 잎은 원형의 날개깃 형태로 깊게 갈라지고 갈라진 잎은 5~6조각으로 들쑥날쑥하거나 혹은 불규칙한 톱니가 있다.

줄기에 붙은 잎은 어긋나며 약간 긴 타원형으로 밋밋해지고 위로 올라갈수록 단순하게 된다. 줄기와 잎에는 털이 많이 나 있고 잎의 밑면에는 흰색 털이 촘촘히 나 있다.

꽃은 엷은 붉은색으로 8~9월에 피며 길이 3~3.5mm, 지름 3mm로 양성이고 꽃받침은 노출되어 있다.

꽃은 원추꽃차례에 잎과 같이 달린다. 열매는 수과로 10월에 익으며 길이 1mm 정도로 깃털은 없다. 쑥보다 잎은 가늘게 갈라지고 솜털과 향기가 적다.

다른 이름으로 뜸쑥, 애엽(艾葉)이 있다.

어린잎은 국을 끓이거나 쑥떡을 만들어 먹으며, 말려서 약으로 쓰거나 쑥뜸을 뜨는 데 이용한다. 한방에서는 식중독, 냉증, 자궁출혈, 복통에 특히 유효하게 쓴다.

민간요법으로도 여름에 배를 차게 해서 나는 설사에 생즙을 내서 마시면 신통하게 잘 듣는다. 들판에 자라며 한국 북부지방에 분포한다.[25]

10) 제비쑥(*Artemisia japonica* Thunb.)

초롱꽃목 국화과의 쌍떡잎식물로 여러해살이풀이다. 전체적으로 털이 없고, 줄기 위쪽에서 약간의 가지가 나온다. 곧게 자라며 보통 쑥보다 유난히 파란 점이 특징이다. 잎은 어긋나고 쐐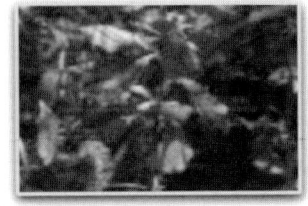

제비쑥

기형 또는 달걀을 거꾸로 세운 모양으로 양쪽 가장자리가 밋밋하며 위 끝은 깊이 패어 들어간 모양으로 갈라지고 톱니가 있다. 밑쪽에 주걱 꼴의 장미 모양의 잎이 있는데, 이 잎과 줄기 아래쪽에 달린 잎은 보통 꽃 필 때 시들어 버린다. 줄기의 중앙 부분에 달린 잎은 깃처럼 갈라졌고 윗부분에 달린 잎은 선형이며 가장자리가 밋밋하다.

꽃은 4~5월에 피는데 보라색 또는 붉은색으로, 달걀 모양의 구형 또는 타원형이며 원줄기 끝에서 많은 두상화가 원뿔 모양 꽃차례를 형성한다. 총포는 털이 없고 포조각은 4줄로 배열하며 뒷면에 능선이 있고 안에는 암꽃과 양성화가 들어 있다. 열매는 수과로 긴 타원형이며 길이 0.8mm로 털이 없다.

다른 이름으로 백화호, 토자호가 있다. 한국·일본·타이완·필리핀·중국 등지에 분포한다. 산지에 나며, 어린잎은 식용하고 한방에서 청호(靑蒿)라 하여 식은땀 나는 데와 외상 등에 쓴다.[23]

11) 더위지기(*Artemisia iwayomogi* Kitamura)

초롱꽃목 국화과의 쌍떡잎식물이다.

낙엽성 소관목으로 높이는 1m 정도로 자라고 쑥과 더불어 산과 들에 무성히 자라는 식물 중의 하나이다. 추위에 강하여 어디에서나 생육하며 내건성이 높고 내음력(耐陰力)도 다소 있어서 활엽수림 아래에서도 잘 자란다. 바닷가에서도 잘 자라고 도심지에서의 공해에 대한 저항성도 크다.

잎 뿌리에서 나는 잎은 어긋나며 난형이며 2회 깃꼴[二回羽狀]로 깊게 갈라진다. 꽃받침 조각은 선형이며 끝이 날카롭고, 톱니가 없거나 얕은 톱니가 있다. 줄기에서 나는 잎은 피침형이며 처음에는 양면에 거미줄 같은 털이 있고 표면은 녹색으로서 잔털과 오목한 점이 있다. 잎 뒷면에 잔털과 선점이 있고 대개 톱니가 있으며 잎자루는 길이 2~3cm이다.

꽃은 8월에 노란색의 두화가 잎겨드랑이에 총상꽃차례로 달린다. 총포 조각은 두세 줄로 배열되고 털이 있거나 없다. 꽃받침은 원통형으로서 겉에 선점이 있고 모두 열매를 맺으며 11월에 익는다. 열매는 껍질이 얇으며 씨앗과 분리되는 수과로서 둥글고 길며 1~

1.5mm로 관모가 없다.

　줄기는 뭉쳐나고 밑동이 점차 목질화되며 윗부분에서는 가지가 갈라진다. 줄기 잎은 피침형으로 톱니가 있으며, 잎자루는 길이 2~3cm이다.

　뿌리 잎은 어긋나며 달걀 모양이다. 깃꼴로 두 번 갈라지며 뒷면은 연한 녹색이고 거미줄 같은 털이 있다. 밑부분은 목질화되며 윗부분에서 가지가 갈라지고 맹아력이 강하다. 번식은 가을에 익은 종자를 채취하여 말려서 저장하였다가 봄에 파종한다.

　다른 이름으로는 산쑥, 부덕쑥, 한인진, 생댕쑥, 애기바위쑥, 흰더위지기, 흰사철쑥 등이 있다. 잎은 이뇨·이담·간염·황달에 효능이 있으나 과량 복용하면 황달이나 간부전증과 같은 이상을 유발할 수 있다. 매우 쓰기 때문에 나물로 먹지 않는다.[26] 표고 100~1,800m에서 잘 자라며, 한국(제주 제외한 전역)·일본·만주·중국·아무르·우수리·사할린·몽고·시베리아에 분포한다.[27]

12) 산쑥(*Artemisia montana* Pampan)

　쌍떡잎식물 초롱꽃목 국화과의 여러해살이풀이다. 낙엽성 소관 목으로 높이는 1.5~2m 정도로 자란다. 쑥과 더불어 산과 들에 무성히 자라는 식물 중의 하나이다. 줄기는 뭉쳐나며 밑동이 점차 목질화되며 윗부분에서는 가지가 갈라진다. 뿌리에서 나는 잎은 어긋나고 달걀 모양이다. 잎은 깃 모양으로 두 번 갈라지며 뒷면은 연한 녹색이고 거미줄 같은 털이 있다. 줄기에서 나는 잎은 피침형으로 톱니가 있으며, 잎자루는 길이 2~3cm이다.

8~9월에 꽃이 잎겨드랑이에 함께 모여서 달린다. 총포 조각은 2~3줄로 배열되고 털이 있거나 없다. 꽃부리는 원통형으로서 겉에 선점이 있다. 열매는 11월에 익는다. 잎은 이뇨·이담·간염·황달에 효능이 있다. 들판이나 양지바른 산기슭에서 잘 자란다. 한국·일본·사할린·알타이지방·시베리아 등지에 분포한다.[28]

13) *A. arborescens*

이 식물은 100cm 정도의 크기로 자라며 털이 없고 방향성이 있는 다년생식물이다. 줄기는 바닥부터 나무처럼 단단하며 잎은 깃털같이 자란다. 두상화(頭狀花)는 직경 7mm 이상의 반구형이며 큰 원추화(圓錐花)와 같다. 가을에 피는 꽃은 황색이나 갈색이다. 지중해성 기후에 잘 자라며 'Faith Raven'이라는 변종은 은색 잎을 가진 단단한 상록잎을 갖는다.

새로운 sesquiterpene lactone, 3a-4a-10b-trihydroxy-8a-acetyloxyguaian-12, 6a-olide가 이 식물의 지상부에서 분리되었다. 그리스와 아랍에서는 이 식물의 잎을 피임의 목적으로 사용하였다. 이 화합물은 알코올 용액에서 흰색 결정을 이루며, 140~145℃에서 녹는다.

14) *A. campestris* (Field Southernwood)

다년생이며 향이 없는 식물로 가지가 많고 포복성 나무줄기를 가진다. 꽃이 피지 않는 싹들이 무리를 이룬다. 꽃이 피는 싹은 20~60cm의 높이에 있고 꽃은 3~4mm 크기로 황색이나 적황색이다. 가에 있는 꽃은 암꽃이고 중앙에 있는 꽃은 양성체(兩性體)이나 대개는 수정되지 않는다.

15) *A. douglasisna*

다년생식물이지만 300cm까지 자라며 줄기는 초본으로 가지를 가진다. 잎은 5~15cm의 타원형이며 두상화는 열려 있으며 가늘고 긴 원추화를 이룬다.

16) *A. pontica* (Roman Wormwood)

다년생으로 지하경이 방향성이 있으며 80cm 정도의 크기로 자란다. 잎은 아주 작고 1~2개가 깃털처럼 자란다. 두상화는 6mm 정도이며 꽃은 황색이나 회색을 띠며 아름다운 향기를 가진다.

17) 흰쑥(*A. stellerana, A. ludoviciana*, Old Woman, Dusty Miller, Beach Sagewort)

다년생이며 방향성이 없는 식물로 나무줄기처럼 포복성을 가지며 하얀 털이 총총히 나 있는 줄기는 30~60cm까지 자란다. 꽃 머리는 직경이 5~9mm 정도로 가에 있는 꽃은 암꽃이며 중심부에 있는 꽃은 양성화이다. 모든 꽃은 황색이며 하얀 관엽식물(觀葉植物)의 장식용으로 재배한다.

18) *A. verlotiorum* (Verlots Mugwort)

다년생식물로 *A. vulgaris*를 닮았으나 좀 더 강한 향과 산뜻한 향기를 가진다.

19) *Artemisia afra*

▶ 식물학적 특성

이 식물은 아프리카의 아르테미시아(Artemisia)속 식물의 공통으로 존재하는 식물로 남아프리카로부터 북아프리카 에티오피아까지 널리 분포하고 있다. 이 식물은 이 아르테미시아속 식물 중 아프리카의 고유한 종이다.

이 식물은 수북하게 군생(群生)을 하며 50cm에서 2m에 이르도록 자란다. 잎은 암녹색으로 촉감이 부드러우며 고사리잎과 같은 모양을 하고 있다. 잎 뒷면은 밝은 녹색으로 하얀 강모(剛毛)로 덮여 있다. 이 쑥은 늦여름에 피며 버터와 같은 색의 꽃은 풍부한 포엽(苞葉)을 만들며 3~5mm의 크기이다. 이 식물은 어떤 부분이 상처를 받으면 자극적이고 달콤한 냄새를 만든다.

▶ 약리적 이용

이 식물은 아프리카에서 잘 알려진 약용식물로 아직도 많은 문화권의 사람들이 효과적으로 이용하고 있다. 기침, 발열, 복통, 두통으로부터 장내 기생충이나 말라리아 처치에 널리 이용되고 있다. 더불어 나방을 쫓거나 유기 살충제로 이용되기도 한다.

뿌리, 줄기, 잎은 관장제, 찜질약, 로숀, 침출액의 이용, 연기를 흡입하도록 하고 정유 성분을 이용하기도 한다.

20) 산토닌쑥(*Artemisia maritina*, Sea Wormwood)

*Artemisia maritina*는 도버해협 근처나 대서양 연안처럼 소금기 있는 토양과 바닷가 연안 늪지대에서만 자란다. 지중해 근처에는 서식하지 않는다. 보통 쑥보다 작으며(대개 30~40cm) 완전히 흰색이거나 희끄무레한 빛을 띠고 있다. 솜털로 덮여 있고 잎은 톱니 모양을 하고 있다. 갈색의 꽃은 포도송이처럼 주렁주렁 매달린 형상이며 9월이나 10월이 되어야 핀다. 이 쑥의 꽃은 보통 쑥의 꽃보다 향기가 적으나 씨앗이 구충제 역할을 하므로 약제로서는 매우 중요하다.

다년생이며 강한 향을 가지며 가지는 위로 짧게 곤추선다. 원좌(圓座)로 된 잎에는 꽃이 피지 않으며 20~50cm 정도로 곧게 올라간 싹에서 꽃이 핀다. 크기는 1~2mm로 작은 편이다.

21) 일반 쑥(*Artemisia princeps*)

▶ 식물학적 특성

이 쑥은 다년생으로 1.2m까지 자라며 매우 생장력이 크다. 번식은 지하 포복지에 의하여 빠르게 번식하며 다른 식물이 있는 곳에 침입할 수 있다. 작고 담황색의 꽃이 7월에서 10월 사이에 피며 자웅동체 식물이며 바람에 의하여 수분 된다. 잎은 깃털 모양으로 부채 같은 모습을 하며 밝은 녹색이며 잎 아래쪽에는 흰색 솜털이 빽빽이 나 있다. 중국에서는 '황화아이[黃花艾]'로 일본에서는 '요모기'로 부르고 있으며 잎은 종종 국이나 쌀에 섞어서 먹는다. 일본에서는 풀떡을 만드는 데 이용하여 봄철이 오면 신선하고 봄냄새가 나는 녹색으로 떡 색깔을 낸다. 한국에서는 그냥 쑥 혹은 타래쑥이라고 부르며 한국의 초대 왕국인 고조선의 건국 신화의 쑥으로 추정하고 있다.

Artemisia속 식물 중에는 mugwort라고 불리는 다른 종들이 있다.

Artemisia douglasiana – Douglas' mugwort

Artemisia glacialis – Alpine mugwort

Artemisia norvegica – Norwegian mugwort

Artemisia stelleriana – Hoary mugwort

Artemisia verlotiorum – Chinese mugwort

Artemisia vulgaris – mugwort or common wormwood

식용

잎과 어린싹은 생것으로 혹은 요리해서 먹는다. 쓴맛을 제거한 후에 샐러드나 국으로 먹는다. 어린잎을 살짝 데친 후 찹쌀로 만든 떡이나 빵에 넣어 먹는다. 한국에서는 약리용은 물론 요리에도 널리 사용하고 있다. 쑥떡, 쑥전, 쑥김치, 쑥국 등 다양하게 이용되고 있다.

▶ 약리적 이용

이 쑥은 뜸을 뜰 때 뜸쑥으로 이용하는 쑥의 일종이다. 중국·일본·한국·티벳·몽골 지역에서 전통 민속 의학용 시술 시 이용한다. 쑥은 독성이 없다고 알려졌지만 봄 이후에 채취한 쑥은 독성이 있을 것으로 추정되며 여름 이후에는 식용하지 않는 것이 바람직하다.[26]

22) 물쑥(*Artemisia selengensis* Turcz.EX Besser)

뿔쑥이라고도 하며 냇가, 강가, 습지와 같이 물이 많은 곳에서 잘 자란다. 120cm가량 자라며 8~9월에 황갈색 꽃을 피고 9~10월에는 열매를 맺는다. 봄에는 뿌리줄기를 식용하지만, 소화 기계에 독성이 있으므로 주의해야 한다. 생약명으로는 금기노 혹은 유기노라 한다.[26]

- **넓은 외잎쑥** : 황무지에 자라는 국화과의 한해살이풀. 전체는 털이 없고 잎은 어긋나고 잎 표면에 잔털이 많다. 6~8월에 황록색의 꽃이 피며 높이 40~90cm 정도로 자란다.
- **맑은 대쑥** : 국화과의 여러해살이풀. 어린순은 나물로 먹고 뿌리는 한방에서 약용한다. 한국·일본·중국 북부에 분포한다.

6. 쑥의 생산과 가공

1) 쑥의 생산과 가공의 촉진

여러 지방자치단체에서 쑥을 고부가가치 작물로 인정하여 재배 면적을 확대하도록 독려하고 있다.[29] 정읍시 농업기술센터는 새로운 소득원 개발을 위해 보조금을 들여 농가를 대상으로 개똥쑥 재배·가공 실증 시범 사업을 추진하였으며 개똥쑥 어린잎으로 만든 차, 환, 떡류, 빵 등 식품류의 전시 및 시식회와 함께 피부 개선에 도움이 되는 개똥쑥 수제 비누, 개똥쑥 입욕제 등 다양한 입욕 제품을 선보였다.[30]

당진시 농업기술센터에서도 전통 특용 작물인 '개똥쑥'을 지역 특화 작목으로 육성하고 농가 새 소득원 발굴을 위한 시범사업을 추진한다.[31] 최근 재배 면적·가공 시설이 늘면서 가격도 높아 웰빙 열풍과 함께 '재배 쑥'이 농가의 새로운 소득 작목으로 자리 잡을 전망이다.[32]

최근 개똥쑥의 추출물이 항산화와 암세포를 억제하는 효과가 탁월하다는 객관적인 연구결과가 입증되면서 전남 함평, 곡성, 경남 산청, 충남 홍성, 강원도 지역의 농가들 사이에서 일자리 창출 및 토종 신 소득 작물로 주목을 받고 있다.[33~35]

최근에 개발된 강화 쑥냉면은 섬유질이 많아 부드럽고 쫄깃한 맛을 내면서 뒷맛은 강화사자발약쑥 고유의 박하 향이 나는 특징을 갖고 있다고 하여 강화쑥의 이용 범위를 넓혀나가고 있다.[36]

농림축산식품부는 '거문도 해풍쑥 가공산업화' 등 2014년도 향토 산업 육성사업 지원 대상 28개 지구를 예비 선정했다. 향토산업 육성사업은 농산물, 역사·문화자원, 관광자원 등 특색 있는 농어촌 향토 자원을 발굴해 새로운 부가가치를 창출하는 사업이다.[37] 지리적 표시 단체표장 사업도 특허청과 여수시의 사업비 1대1 매칭 방식으로 이뤄지며, 금오도 방풍 이외에도 여수 쥐포, 거문도 해풍쑥, 돌산 갓김치 등을 등록받아 이미지 특성화에 나서고 있다.[38]

최근에 일고 있는 산야초에 대한 효소액 만들기가 쑥에도 적용되어 쑥의 전통적 이용법을 넘어 쑥의 이용도를 다양하게 넓혀가고 있다.[39] 쑥과 여러 가지 천연 물질을 사용하여, 발모 촉진하고 탈모를 예방할 뿐만 아니라 몸속 독소 제거와 혈액순환을 개선해준다고 하며 또 비듬과 가려움증을 예방하고 두피 모공의 피지와 노폐물을 제거해 모발이 잘 성장할 수 있도록 도와주는 샴푸를 개발하기도 하였다.[40]

2) 쑥 축제

경북 영주시는 항암 효과가 있는 것으로 알려진 개똥쑥의 효능을 알리고 침체한 농촌에 활력을 불어넣기 위한 '제1회 개똥쑥 축제'를 풍기읍 삼가리에서 개최하였다. 이 축제에는 개똥쑥 채취, 개똥쑥떡 만들기, 개똥쑥밭 걷기, 개똥쑥 효소 만들기 체험 등이 준비돼 있다. 또 개똥쑥 가공식품, 개똥쑥 달걀 등 지역 농산물 판매장과 먹거리 장터 등도 마련된다.[41]

세종시에서 개똥쑥 축제가 처음으로 열렸다. 축제는 개똥쑥 농장 들판 공연, 개똥쑥 채취 체험, 개똥쑥떡 만들어 먹기 체험, 개똥쑥밭 걷기 체험, 개똥쑥 움막촌 숙박 체험, 개똥쑥 효소 만들기 체험, 돼지고기 개똥쑥 삼굿구이 체험 등이 마련됐다.[42]

강화군은 2013년 6월 15일(토)~16일(일)까지 2일간 강화약쑥 특구 아르미애 월드에서 '제5회 건강약속 강화 약쑥 축제'를 개최하였다. 강화군은 이번 축제에서 약쑥의 숨겨진 효능과 건강 생활에 도움이 되는 강화약쑥을 인식시키는 데 중점을 두어 한방 사상체질 진단, 약쑥뜸 체험, 약쑥좌훈 움집 체험, 약쑥 마사지, 약쑥 천연 염색, 약쑥베기 체험 등 다양한 체험 프로그램으로 초여름 여행객들의 발길을 붙잡고자 하였다.

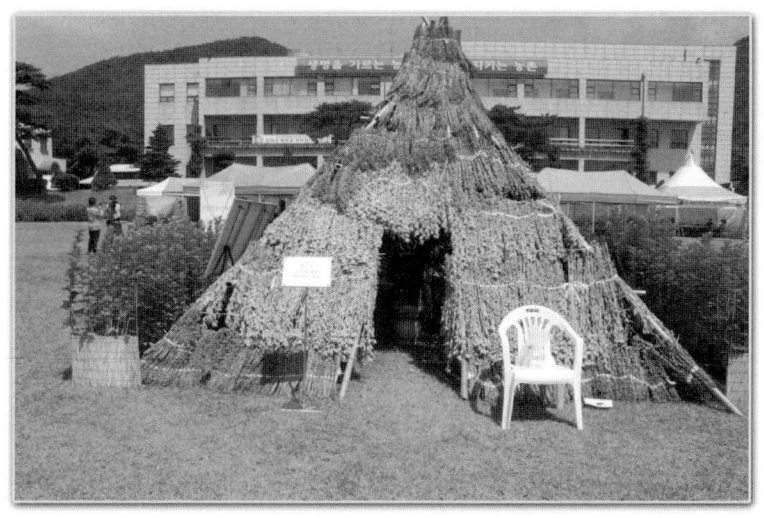

강화약쑥 축제 시 약쑥 움집 체험(2013. 6. 15.)

한편 6·25전쟁 발발 63주년을 맞은 25일 창원시 의창구 용지동 경남통일관에서는 당시 피란민들이 먹었던 보리주먹밥과 보리개떡, 감자떡, 쑥개떡, 건빵 등을 체험할 수 있는 행사를 열었다.[43]

다음은 강화군 주최 2013년도 제5회 강화 약쑥 축제의 한 장면 사진이다.

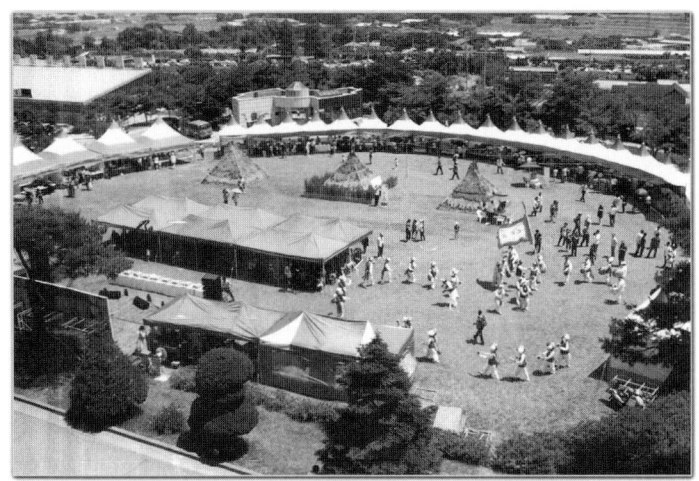

2013년도 제5회 건강 약속 강화약쑥 축제가 강화군 농업기술센터의 강화약쑥 특구 아르미애 월드에서 6월 15일부터 2일간 행사가 개최되었다.(2013. 6. 15)

7. 세계 쑥의 생산 동향

최근 Artemisia에 관심을 보인 유럽연합 15개국 중에는 오스트리아 · 핀란드 · 프랑스 · 이탈리아 · 스웨덴 · 영국이 있다. 이 중 프랑스와 스웨덴은 시험연구를 시작하였다.

【표 3-1】 세계 시장의 쑥오일 생산량

Plant	World market(ton)	Available oil yield(kg/ha)
Artemisia(wormwood)	7	25
Tarragon	10	12

【표 3-2】 1995년 프랑스에서 의약용, 방향용, 향수용 식물의 재배 면적

Area(ha)	Crop species
〉100 - 〈1,000	Tarragon
〉10 - 〈100	Wormwood
〈10	Artemisia

Source : IENICA Summary report for the European Union 2000

서던우드(Southernwood)는 서아시아가 원산지이지만 스페인, 이탈리아나 다른 지중해 국가들에 자연스럽게 정착을 했다. 영국이나 북유럽에서는 거의 꽃을 피우지 않기 때문에 씨를 맺기가 어렵다. 남유럽에서는 야생으로는 보기 힘들지만, 향수 산업을 위하여 재배하고 있다.

이 식물은 극히 공격적이고 침입성이 강하여 뿌리 분비물로 이웃 식물의 성장을 억제한다. 이 식물은 씨와 영양 번식에 의하여 번식하나 대부분 씨앗에 의하여 이루어진다. 잡초로서 쑥은 제거하기가 어렵기 때문에 농작물 재배에 골치 아픈 식물로 알려져 있다.

1) 쑥의 시장성

이 식물의 잎과 뿌리는 소화 기능과 강장제로서 전통사회에서 광범위하게 이용된다. 소량씩 오래 복용하면 식욕이 개선되고, 소화 기능과 영양소 흡수 기능이 향상된다. 또 기생충을 제거할 수도 있다. *A. vulgaris*는 전통적으로 출산을 용이하게 하고 출산 후에도 모체를 빨리 정상화시킨다. 쑥은 휘발성 유지, sesquiterpene lactone, flavonoids, 쿠마린

유도체, triterpene을 함유한다. sesquiterpene lactone은 쓴맛을 가지고 항생제, 항기생충, 항염증, 항독소 등의 특성을 갖는다. Artemisia oil이나 Armoise oil로 알려진 정유는 A. vulgaris 지상부 식물을 수증기 증류하여 얻는데 향수나 방향제로 사용한다.

A. annua 는 기원후 340년에 열병 처치를 위해 사용하도록 《중국 응급조치를 위한 처방집》에 기록되어 있다. 1971년 이 식물의 지상부를 저비등(低沸騰) 수용액으로 추출한 결과 추출 혼합물에는 쥐와 원숭이의 항말라리아 특성을 가진 물질을 발견하였다. 아르테미시닌(Artemisinin)이 지금은 중국과 베트남에서 상업화되었으며, 말라리아 원충인 Plasmodium의 약제 내성균주에 효과가 있는 것으로 밝혀졌다.

A. absinthium 은 알코올 음료인 압생트의 제조에 쓰였다. 쓴 쑥은 유럽에서 전통적으로 구충제와 다양한 위장 문제 등을 개선하는데 쓰였다.

A. aborescens 는 천연 피임약인 artemisan을 생산하기 위하여 상업적으로 재배하고 있다. A. herba alba 와 A. pallens 는 이락과 인도 민속 처방에서 당뇨병에 적용시키고 있다.

쓴 쑥은 fennel, sage, caraway, anise와 대부분의 어린 식물의 성장을 억제하며 특히 비가 많은 해에는 더 심하다. 일반적으로 Artemisia속 식물은 가까이에 자라는 다른 식물로부터 곤충의 침입을 막아 준다.

어떤 지역에서는 쓴 쑥이 다른 식물의 생육이 거의 힘든 경쟁 식물이 없는 지역에서도 자랄 수 있기 때문에 잡초로 보기도 한다.

제3장 출전 및 참고문헌

1) [SBS]|2013-05-16
2) 간추린 우리나라 음식 만드는 법, 남경희, 효문사, 1984
3) [매일신문]|2013-03-21
4) [매일신문]|2013-03-21|뉴스
5) 신비의 쑥 건강 치료법, 유승원, 북피아, 서울, 1998
6) woman.donga.com
7) www.acupuncturebrooklyn.com
8) 쑥 (이야기가 있는 산골-귀농 사랑방) 작성자, 풍로초
9) 왕처럼 먹고 왕처럼 살아라, 장동민, 청어출판사, 2004
10) http://kin.naver.com/qna/detail.nhn?d1id=7&dirId=70404&docId=121666187&qb=7JGl7J2Y7Zqo64ql&enc=utf8&section=kin&rank=5&search_sort=0&spq=0&pid=R7LuUU5Y7vKsscM1XoNsssssu8-205389&sid=ULNCXXJvLDMAAHO1tE4
11) http://navercast.naver.com/contents.nhn?contents_id=6269
12) 식품의 생리활성 정동효, 선진문화사, 1998
13) 천연향신료, 김우정, 최희숙, 효일, 2001
14) http://blog.naver.com/dreamwu/120033129637
15) 질병정보지식포털(http://healthinfo.ngri.go.kr)
16) Miracle food cures from the Bible, Reese DUbin, Prentice Hall Press, NJ ,1999
17) ewcrop.hort.purdue.edu
18) www.scs.leeds.ac.uk
19) [충청투데이]|2013-08-22|뉴스
20) http://www.ecolive.or.kr/13/vod_view.asp?p_key=PL1608

제3장 출전 및 참고문헌

21) [파이낸셜뉴스]|2013-08-16
22) http://www.ecolive.or.kr/13/vod_view.asp?p_key=PL0130
23) [서울신문]|2013-07-29|21면 |05판 |뉴스
24) http://www.ecolive.or.kr/13/vod_view.asp?p_key=PL0126
25) 임경수, 식물독성학, 군자출판사, 서울, 2010
26) http://www.ecolive.or.kr/13/vod_view.asp?p_key=PL0057
27) http://www.ecolive.or.kr/13/vod_view.asp?p_key=PL0096
28) [경인일보]|2013-08-29|
29) [전북도민일보]|2013-08-22|10면
30) [중부매일]|2013-06-28|
31) [한라일보]|2013-06-11|뉴스
32) [충북일보]|2013-08-21|301308판
33) [홍성신문]|2013-06-11|뉴스
34) [전남일보]|2013-03-05|
35) [경인일보]|2013-06-26|뉴스
36) [매일경제]|2013-04-09
37) [프라임경제]|2013-08-29
38) [매일신문]|2013-08-29.
39) [한국일보]|2013-08-06
40) [국민일보]|2013-08-22
41) [국민일보]|2013-07-11
42) [투데이코리아]|2013-06-04
43) [경남신문]|2013-06-26|

제4장
강화약쑥의 세계

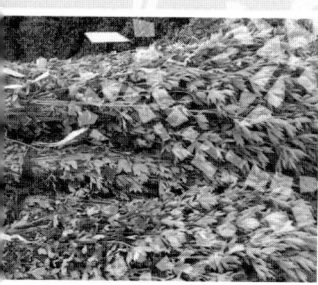 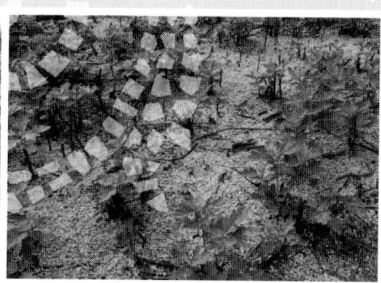 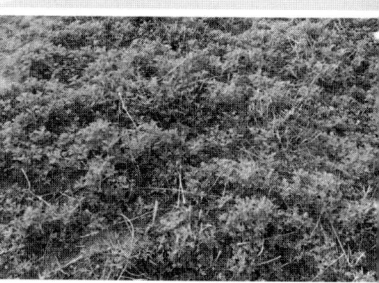

1. 강화약쑥의 기원과 특성
2. 강화약쑥의 성분
3. 강화약쑥의 생육 환경과 유효 성분의 변화
4. 강화약쑥의 생산과 이용
5. 강화약쑥의 약리 활성 성분 및 약리 효과

제4장 강화약쑥의 세계

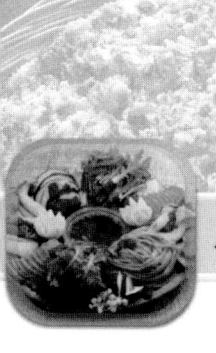

강화군에서 '신활력사업'을 추진하여 강화 약쑥에 대한 체계적인 연구를 국내의 연구진에 의뢰하여 처음으로 여러 해 동안 추진하였다. 그 연구 결과는 학술발표회를 통하여 이미 공개한 바 있고, 2007년 12월에《강화약쑥》으로 명명된 책자로 발간하였다. 본 장에서는 강화약쑥의 실험 결과를 다시금 널리 알림은 물론 앞으로도 계속하여 각 지역의 각종 쑥에 대한 연구, 재배, 이용 등을 위해 노력하는 분들을 위하여 다소나마 도움이 되고자 이 책자의 실험 내용 일부와 문단 일부를 요약 또는 그대로 전재하였음을 참고로 밝힌다.

1. 강화약쑥의 기원과 특성[1]

쑥속(Genus Artemisia)은 국화과(Asteraceae, Compositae)의 식물 속 중 가장 종류가 많고 널리 분포된 속으로 400여 종이 아시아, 유럽, 북미 등 주로 북반구에 분포하여 자생하고 있음이 알려져 있다.

우리나라에는 30여 종이 자생되고 있으며《원색대한식물도감》[2]에 실려 있는 26종은 가는잎쑥(*A. subulata* Anakai), 개똥쑥(잔잎쑥, *A. annua* L), 개사철쑥(*A. apiacea* Hance), 구와쑥(은쑥, *A. laciniata* Willd), 그늘쑥(*A. sylvatica* Maxam), 넓은잎외잎쑥(*A. stolonifera*(Maxi)), 더위지기(부덕쑥, *A. iwayomogi* Kitamura), 덤불쑥(*A. rubripes* Nakai), 맑은대쑥(개재베쑥, *A. keiskeana* Miq), 물쑥(*A. selengensis* Turcz), 비단쑥(*A. lagocephala var. triloba*(Ledeb) Herd.) 비쑥(*A. scoparaia* Waldst. et Kitamura), 뺑쑥(*A. feddei* Leveille et Vaniot), 사철쑥(애탕쑥, *A. capillaris* Thunb), 산쑥(*A. montana* Pamp.), 산흰쑥(흰쑥, *A. sieversiana* Willd), 실제비쑥(*A. japonica var. angustissima*(Kak.) Kitamura), 쑥(약쑥, 사자발쑥, *A. princeps var. orientalis*(Pamp.) Hara), 외잎쑥(*A. viridissima*(KOM) Pamp.), 율무쑥(*A. koidzumii* Nakai), 제비쑥(*A. japonica* Thunb), 참쑥(*A. lavandulaefolia* DC.), 큰제비쑥(*A. fukudo* Makino), 털산쑥(*A. sacrorum subsp. manshurica* Kitamura), 황해쑥(모기쑥, *A. argyi* Leveille et Vaniot), 흰쑥(*A. stelleriana* Bess) 등이다.

그 외에도 이 도감에는 갯사철쑥(*A. littoricola* Kitam), 섬제비쑥(*A. japonica var. hallaisanensis*), 흰더위지기(*A. iwayomogi* Kitamura f. discola T. Lee), 흰산쑥(*A. sacrorum var. vestita* Kitam), 외잎물쑥(*A. selengensis f. simplicifolia* Pamp.) 등 5종이 더 언급되어 있다. 이외에도 일부 문헌이나 자료에서 금쑥, 명천쑥, 바닷가쑥(*A. fukudo* Mak), 시나쑥, 싸주아리쑥, 인도쑥, 참쑥2(부엉다리쑥), 큰비쑥(바다가쑥), 타래쑥, 흰사철쑥 등이 인용되고 있다.

이와 같이 쑥속 식물은 기후나 토양에 잘 적응하여 전 세계적으로 널리 분포할 뿐만 아니라, 타가수정을 하는 식물로서 생육 단계나 환경에 따라 같은 종들 간에도 서로 매우 다르기 때문에 이들에 대한 정확한 동정을 위해서 형태 형질적인 특성 외에 최근에 많이 사용되고 있는 분자생물학적인 방법을 이용하여 유전 형질적인 특성도 분석할 필요성이 대두되었다.

그간 강화군의 각 재배 농가들이 우량 개체를 선발, 육성해 왔으나, 체계적인 품종 관리는 되지 못하였다. 이렇게 된 이유는 강화약쑥에 대한 계통학적 위치와 분류학적 특성을 이용한 동정이 제대로 이루어지지 못한 점과 국내외를 막론하고 쑥에 대한 품종 등록 기준이 마련되어 있지 않기 때문이다. 따라서 강화약쑥 산업은 우량 계통의 선발 및 육성, 육종, 재배 최적화 방법의 표준화, 수확 후 저장 등 가공 방법의 표준화, 생산품의 고급 브랜드화에 따른 외국 수출 등 여러 면에서 어려움을 겪고 있는 실정이다.

분류학적 특성과 기원에 대해 정리하면 크게 다섯 가지로 나눌 수 있는데,

① 강화군에서 자생하거나 재배되고 있는 대표적인 강화약쑥인 사자발쑥과 싸주아리쑥이 속하는 계통학적인 위치를 쑥 아속(Subgenus Artemisia) 내에서 추적하였다.

② 강화약쑥이 속하는 쑥의 유전적인 다양성을 전국의 집단과 비교하였다.

③ 강화약쑥이 우리나라 자생 쑥 중에서 어떤 종 및 집단으로부터 단계원 또는 다계원적인 기원으로 유래하였는지 밝히고자 하

였다.
④ 강화도에 자생하는 다른 쑥 종류들과 강화약쑥의 계통 관계를 정립하고자 하였다.
⑤ 강화약쑥 내의 유전적인 다양성을 밝혀 강화약쑥의 개발 지표로 활용할 수 있는 유전적인 marker를 찾아내고자 하였다. 이러한 연구에는 특히 잎과 꽃 등 형태적인 형질과 함께 최근 분류학적인 연구에 많이 응용되고 있는 RAPD(Random amplified polymorphic DNA), ISSR(Inter-simple sequence repeat) 및 엽록체 유전자의 염기서열 등 분자생물학적인 형질과 대사 물질 프로파일링(profiling) 등 이화학적인 형질을 상호 보완적으로 분석하여 강화약쑥의 기원을 밝히고 유사한 종 간의 유연 관계를 밝히고자 노력을 하였다.

1) 분류학적 특성

실험 재료는 쑥의 개화 시기에 강화약쑥 25표본과 강화도에 자생하는 쑥속 7종, 21표본 등 총 46점의 표본을 채집하여 잎과 꽃의 형태형질을 분석하였다. 채집한 재료는 석엽 표본으로 제작하여 보관하였으며, 또한 단오 이전에 같은 농가로부터 강화약쑥 20표본을 추가로 채집하여 석엽 표본으로 제작하고 잎의 형태 형질을 분석하였다.

형태 형질 분석은 생식기관인 꽃과 영양기관인 잎을 이용하였다. 개화 시기에 채집한 표본에서는 잎의 형태 형질을 분석하기가 매우 어려웠으며, 특히 사자발쑥과 싸주아리쑥을 구분하기가 매우 힘들었다. 따라서 잎의 형태 형질을 분석하기 위해 단오 이전에 채집한 표본을 사용하였다.

형태 형질의 특성은 주성분 분석(Principal Component Analysis) 결과, 꽃의 형질로 강화도에서 재배하는 약쑥과 야생에서 채집한 쑥을 구별할 수 있었다. 그러나 사자발쑥과 싸주아리쑥을 구분하기는 매우 어려웠는데, 이러한 결과는 사자발쑥과 싸주아리쑥 사이에 꽃의 변이가 거의 없음을 시사한다. 또한, 강화군 내에서 재배되고 있는 강화약쑥과 국내 타지역(압해도, 진도, 지도, 함평만, 당진, 백령도, 영흥도)에서 수집한 쑥 간에 17개의 잎의 형태 형질을 비교·분석한 결과, 강화약쑥은 타 지역에서 자생하거나 재배되는 쑥과는 다르게 수집되었다.

강화약쑥 중 사자발쑥 표본들은 일부 수집되지만, 싸주아리쑥은 넓게 분포하였다. 이러한 결과는 강화도에서 재배되고 있는 사자발쑥 표본 간에는 어느 정도 형태 형질이 유사하나 싸주아리쑥은 상당한 변이가 있음을 보여주고 있다.

2) 기원과 학명

강화약쑥이 속하는 쑥 종과 근연종들의 계통 관계를 핵 ITS 지역 및 엽록체 psbA-trnH 지역의 염기서열 자료를 이용하여 추정하였을 때 쑥(*Artemisia princeps*)은 단계통군으로 평가되며 강화약쑥은 *Artemisia princeps* 내에서 기원한 것으로 판단된다. 강화약쑥 중의 하나인 싸주아리쑥 계열은 강한 측 계통군이며 강화도 이외의 지역에서도 나타나는 것으로 평가되었다. 한편 사자발쑥 계열은 강화도에 국한하여 분포하며 강화도 내의 일부 야생형 싸주아리쑥 계열에서 유도된 것으로 보인다. 그러나 강화도 내의 야생형 사자발쑥 계열이 존재하는 것으로 볼 때 사자발쑥 계열의 강화약쑥은 강화도 내에서 인위 선택에 의해 선발되어 재배되어 온 것으로 판단되며 그 기원은 여러 번의 인위 선택에 의하여 형성된 것으로 사료된다. 사자발쑥 계열과 싸주아리쑥 계열은 잎 이외의 다른 형질에서는 구별이 힘들고 잎의 형질도 두 가지 형을 중심으로 연속적인 변이를 보이며, 따라서 싸주아리쑥의 극단적인 형이 사자발쑥형인 것으로 판단된다.

국제식물명명규약에 따라 사자발쑥 계열과 싸주아리쑥 계열의 강화약쑥 학명을 다음과 같이 제안한다. 이들 품종은 적절한 과정을 통하여 정식 품종명으로 등록될 수 있을 것이다.

- 제1안 : 두 계열을 한 개의 품종으로 묶어 '강화약쑥'으로 등록
  Artemisia princeps Pamp. cv. *Ganghwayakssuk*
- 제2안 : 두 계열을 각각 다른 품종으로 등록
  사자발쑥 계열 : *Artemisia princeps* Pamp. cv. *Sajabal*
  싸주아리쑥 계열 : *Artemisia princeps* Pamp. cv. *Ssajuari*

3) 강화약쑥의 옛 기록들

강화에는 예로부터 마니산과 해안을 중심으로 좋은 약쑥이 자생되었는데 조선 시대의 각종 서적에도 강화 지역에 약쑥이 있었다는 기록이 있다. 《세종실록지리지》(1425년) 강화도호부편에 '사자족애(獅子足艾)'로 기재되었고, 전등사 경내에는 쑥창고(艾倉)를 세워 궁중에 진상하였다고 전해온다.

1906년대 나온 화남 고재형의 〈심도기행〉[3]에는 다음과 같은 시가 실려있습니다.

강화 남쪽 쑥이 가장 유명하다는데,	艾葉江南最有名
단오 때면 캐온 쑥이 가득가득 쌓여있네.	端陽時節採盈盈
내의원에 바친 일은 모두 지난 일이지만,	內醫捧供皆前事
병 고치는 처방으로는 무엇보다 밝았다네.	廣濟神方孰最明

《동국여지승람》에 강화의 토산품에 '사자족애(獅子足艾)'로 기록되어 있으며, 《방약합편(方藥合編)》에는 습초(濕草) 중 약쑥(艾葉)을 '사자발쑥'으로 기재하고 있다. 강화는 오염되지 않은 지역일 뿐만 아니라 해양성 기후에 물 빠짐이 좋은 토성 등 좋은 여건을 갖추고 있어 품질 좋은 약쑥이 생산되며 자생 약쑥에는 사자발쑥과 싸자리(싸주아리)쑥이 유명하다.

사자발쑥과 싸주아리쑥은 강화 자생 약쑥 중 가장 품질이 우수한 약쑥으로 키가 70cm 내외로 자라며 줄기가 다소 굵고 곧게 자란다. 잎 모양은 사자발바닥 모양으로 단순하게 갈라져 있고 잎 끝이 뾰족하면서 약간 위로 오므러진 형태이다. 강화에서 예부터 자생되고 있는 약쑥으로 향이 높고 잎 뒷면이 희고 잎 형태가 새의 날개 모형이면서 평편하고 줄기가 부드럽고 흰색을 띠고 있다. 때론 입맛을 좋게하는 먹거리로, 때론 귀신을 쫓는 민속신앙의 대상물로 5,000년 동안 우리 민족의 생활과 함께해 왔으며 지금도 봄이 되면 산과 들에 무성히 자라는 쑥은 아주 오래전부터 한방의 귀한 약재로 사용됐으며 지금도 많은 사람들이 쑥을 이용하여 질병을 다스리고 있다.

허준의 《동의보감》 탕액편 제3권에 보면 "쑥은 성질이 따뜻하여 경락을 잘 통하게 함으로 백 가지 병을 고칠 수 있는 약초"라고 기록되어 있다. 쑥은 부인의 하혈과 복통을 낫게 하고 살을 나게 하고 임신을 하게 만든다고 되어 있다. 《본초강목》에서는 이렇듯 많은 병을 다스릴 수 있다 하여 쑥을 '의초'라고 소개하고 있다. 우리 선조들은 일찍이 쑥으로 많은 병을 다스렸으며 그 전통은 오늘날의 한방에 까지 이어져 내려오고 있다.

2. 강화약쑥의 성분[1]

1) 유효 성분

우리나라에서는 약쑥이 《대한약전 외 규격집》에 수록되어 있는데 약쑥을 식용으로 사용할 뿐만 아니라 한방에서는 지혈약으로 사용하여 코피, 자궁 출혈, 임신 출혈 등의 지혈에 효과가 큰 것으로 알려졌다.[4, 5] 그 외에도 강장 보혈, 부인병과 건위, 설사 치료 등의 목적으로 사용됐다.

　최근 시판 약쑥의 추출 성분은 위 손상을 강하게 억제하는 것으로 확인되었으며, 이 유효 성분은 플라노보이드(flavonoid) 화합물인 유파틸린(eupatilin)으로 확인되었다.[6] 개똥쑥(*Artemisia annua*)의 경우 항말라리아성 물질인 아르테미시닌이 상위엽에 가장 많이 함유되어 있다는 것이 보고되었다.[7] 이 성분은 세스퀴테르펜(sesquiterpene)류로서 강력한 항말라리아 작용으로 실용화되어 약품으로 이용되고 있다.

　약쑥을 기능성 작물로 개발하기 위해서는 유파틸린을 많이 함유하고 있는 종을 선발하여야 한다. 유파틸린 성분은 유전적, 환경적 요인에 따라 함량의 차이가 크기 때문에 고함유종을 선발하기 위한 요인을 분석하는 것이 필수적이다.

　2004년부터 2007년까지 전국적으로 수집된 210점의 쑥잎에 대한 유파틸린과 자세오시딘(jaceosidin) 성분을 비교 분석하고, 수확시기별 유파틸린의 함량 변화와 재배 지역에 따른 유파틸린의 함량 변화를 조사하였다. 그리고 쑥의 성분 함량과 재배 지역의 기상 요인들과의 상관관계를 파악함으로써 고품질 약쑥의 생산 및 평가의 기초 자료로 활용코자 연구사업을 수행하였다.

2) 일반 성분의 함량

　사자발쑥과 싸주아리쑥을 포함한 강화약쑥과 물쑥, 인진쑥, 참쑥 등의 일반 성분을 비교하여 보면 일반적으로 강화약쑥은 칼슘(Ca)과

칼륨(K) 함량이 높아 알칼리성 식품으로의 특성을 가지고 있다.

또한, 비타민 A와 C의 함량도 높아 봄철 영양 공급에 훌륭한 역할을 할 것으로 보인다. 특히 강화약쑥(사자발쑥, 싸주아리)은 칼슘과 비타민 A가 다른 쑥에 비해 많이 함유되어 있는 특징을 보이고 있다. 이러한 성분은 개화 여부, 채취 시기, 생산지, 토양, 기후, 비료 사용 여부 등의 환경에 따라 변화가 큰 것으로 보고되고 있다.

일반적으로 지상부 생육이 양호하면 탄수화물, 철(Fe), 구리(Cu)의 함유량이 상대적으로 많고, 지상부 생육이 부진하면 인(P)과 마그네슘(Mg)의 함량이 상대적으로 높아진다고 알려져 있다. 조기 재배 시에는 단백질과 탄수화물이 다소 높게 나타나고 철(Fe)과 아연(Zn)은 감소한다.[8, 9]

또한, 참쑥에 대한 수확 시기별 일반 성분의 차이를 조사한 결과 봄 참쑥은 리놀렌산과 칼륨(K), 마그네슘(Mg)이 많고, 가을 참쑥은 총 유리아미노산 함량이 봄 쑥의 2배가량 되고, 팔미틴산과 철(Fe), 아연(Zn) 등이 많다고 한다.[10]

3) 정유 성분의 함량

식물체의 선모(腺毛, trichomes)에서 생성되는 정유 성분은 종내(intraspecies) 또는 종간(interspecies)에 따라 다양한데, 이는 유전성에 따라 정유 성분의 조성이 결정되는 것을 의미한다. 유전적으로 결정된 정유 성분은 여러 요인 등에 의해 정유 함량에 차이가 있을 수 있다. 환경과 채취 시기 등에 의하여 정유 성분 함량에 차이가 나타나므로 유용 성분의 대량 생산을 위해서는 함량에 영향을 미치는 환경적 요인들을 조절해야 한다.

온도와 광주기, 식물 호르몬, 질소량 등과 같은 환경적 요인이 정유 성분의 함량에 영향을 주는 것으로 밝혀졌다. 광주기를 변동하면 *Ocimum basilicum*의 정유 생산량에 변화를 초래하였다는 보고가 있었다.[11]

같은 식물체 내에서도 정유 함량은 식물체 부위나 기관에 따라 다를 수 있는데 이는 정유 생성 장소인 선모의 밀도가 부위나 기관에 따라 다르기 때문이라고 여겨진다.

쑥은 종류가 다양할 뿐만 아니라 성분 분석 방법에 따라 확인되는 성분이 다르다. 즉 증류에 의하여 추출된 휘발성 정유 성분과 물·에탄올·메탄올과 같은 용매에 의하여 추출된 성분이 다르고, 휘발성 정유 성분은 추출 및 분석 조건에 따라 수백 개의 성분이 분리, 확인되고 있다.

정유 성분은 개화와 동시에 급격히 감소하는데 많이 검출된 성분은 cineol, thujone, borneol, camphor, caryophyllene, coumarin, cubebene, pinene, linalool, absinthin 등이다.

사자발쑥은 주성분이 cineol로 terpineol, eugenol 등을 많이 함유하고 있고, 싸주아리쑥은 thujone과 cineol이 주성분이고 terpineol, monoterpene, eugenol 등이 확인되어 이 중 가장 많은 함량을 보이는 thujone 성분에 대한 연구가 활발하게 이루어지고 있다.

Monoterpene thujone은 *Artemisia absinthium*에 다량 함유되

어 있으며 우리나라에서 자라는 여러 종류의 쑥에서도 대부분 검출되고 있어서 함량의 차이는 있지만 쑥 식물의 특수 성분이라고 볼 수 있다.

4) 유효 성분의 함량

다양한 쑥에는 많은 종류의 유효 성분이 함유되어 있다. 그중 강화도 지역에서 주로 생산되는 사자발쑥과 싸주아리쑥에는 eupa-tilin, jaceosidin, eupafoin, sesamin 등의 다양한 유효 성분이 밝혀짐에 따라 향후 새로운 기능이 밝혀질 것으로 예상된다.

3. 강화약쑥의 생육 환경과 유효 성분의 변화[1)]

1) 수집 지역과 종에 따른 함량

쑥의 유효 성분인 유파틸린의 수집 지역에 따른 함량을 알아보고자 쑥속 식물을 동부, 남부, 서부로 구분하여 수집한 결과 강화도를 중심으로 한 백령도, 당진(초락도) 지역에서 생산되는 약쑥에서 유파틸린의 함량이 높게 나타난다. 특히 이 성분은 일본, 네팔, 백두산에서 채집된 쑥에서는 검색되지 않거나 함유량이 매우 낮아 향후 국내뿐만 아니라 국제적으로 이들 쑥에 대한 체계적인 분석이 요구된다.

우리나라에서 수집한 쑥 유전 자원 210점의 유파틸린, 자세오시딘,

세사민의 함량 분포 중 유파틸린의 평균 함량은 43.8mg(잎 100g당)이었으며 최대치 228.0mg, 최소치 0으로 큰 차이를 보였다.

대부분의 수집 쑥에는 유파틸린을 함유하지 않은 200mg 이상의 고함유 자원은 13점이었다. 평균 자세오시딘의 함량은 15.8mg (잎 100g당)이었으며 최대치 73.8mg, 최소치 0으로 평균치보다 높은 쪽이 낮은 쪽에 비해 훨씬 넓고 완만하게 나타났다. 유파틸린 함량과는 다소 다른 분포 양상을 보였다.

세사민의 함유량은 평균 3.58mg이며 최대치 6.78mg(잎 100g당), 최소치 0이고 평균을 중심으로 정규 분포하는 양상을 보였다.

2) 채취 시기에 따른 함량 변이

사자발쑥의 유효 성분인 유파틸린과 자세오시딘 성분의 채취 시기에 따른 함량 변이를 보면, 첫 번째 수확인 5월 30일에 수확한 잎에서 250mg/100g으로 함유량이 가장 높았고 7월 30일에 두 번째로 수확한 잎에서는 187.7mg/100g으로 그 함량이 낮아졌다. 9월 30일에 세 번째로 수확한 잎은 144.1mg/100g으로 첫 번째 수확한 잎보다 그 함량이 급격히 감소되었음을 알 수 있다.

따라서 채취 시기에 따라서 약쑥의 유효 성분의 함량 차이가 크므로 채취 시기가 고품질의 약쑥 생산에 큰 영향을 미치는 것으로 밝혀졌다.

쑥은 악귀와 액운을 물리치는 힘이 있다고 전해지고 있다. 옛날 궁중에서는 단옷날이면 쑥으로 호랑이를 만들어 잡귀를 물리치는 풍습이 있었다고 하고, 민간에서도 쑥을 다발로 묶어 대문 옆이나 지붕 위에 올려놓았는데 이는 쑥이 액운을 물리친다고 믿었기 때문으로, 쑥의 냄새를 주술적 효과의 주체로 여겼던 것 같다. 이때 사용하는 쑥은 단옷날 채취한 것을 선호하였으며 단오 때 채취한 약쑥의 약효가 크다고 알려져 있다.

3) 재배 지역에 따른 유효 성분 함량

강화약쑥을 수원과 서울에 이식한 후 생산된 시료를 강화산 시료와 비교 실험해 본 결과 유파틸린과 자세오시딘, 유파폴린(eupafolin)의 잎 100g당 함량이 강화산은 각 217mg, 39mg, 20mg인데 비하여 서울산은 각 169mg, 29mg, 20mg였고, 수원산은 각 155mg, 21mg, 20mg이었다. 이와 같이 재배 지역에 따라서 유효 성분의 함량이 일부에서 크게 차이가 나타났다. 이는 재배 환경이 품질에 큰 영향을 미치고 있음을 나타낸 것이다. 특히 강화 지역에서 생산된 제품의 유파틸린과 자세오시딘의 함량이 서울이나 수원에서 재배된 동종의 제품보다 월등히 높았는데, 이는 강화 지역이 약쑥 재배에 있어서 생육 초기의 평균기온이 낮고, 일교차가 크며, 일조시수가 많고, 강수량이 적은 조건에서 유효 성분의 축적이 유리하게 작용했던 것으로 사료된다.

4. 강화약쑥의 생산과 이용

1) 강화약쑥의 특성

- **깨끗한 토양** : 육지와는 다르게 오염이 안 되고 약쑥 재배에 좋은 화강암계의 토성을 갖추고 있어 깨끗하게 자란다.
- **해양성 기후** : 주위가 바다로 둘러싸여 있어 염기가 섞인 바람과 바다에서 피어오르는 안개를 머금고 자라 각종 한의학 서적에 강화약쑥이 가장 효능이 좋은 것으로 기록되어 있다.
- **좋은 품종** : 강화도의 자생 약쑥 중 효능 높은 약쑥만을 별도로 채취하여 잡초나 잡쑥이 전혀 섞이지 않도록 정성들여 가꾸기 때문에 한 번 이용한 사람은 다시 찾게 된다.
- **최고의 품질** : 약쑥을 5월(단오절)에 베어 바닷바람이 통하는 그늘에서 3년 이상 숙성시키기 때문에 박하 향의 그윽한 향기는 다른 지역 약쑥과 차별화된다.

약쑥은 3월 중 하순부터 새싹이 나오기 시작하여 5월 하순경엔 완전히 자라서 수확할 수 있다. 다 자란 쑥은 6월 상순이 지나면서 줄기가 굳어지고 하엽이 고사하면서 품질과 잎의 수량이 떨어진다.

땅속에서 줄기는 5~10cm 길이에서 옆으로 뻗어가면서 새순이 나오기 1년 후부터 포기나누기를 시작하고 꽃은 7~9월에 핀다. 약쑥의 잎은 자라는 시기에 따라서 형태가 달라지는데 개화 시기가 가까워지면 크기가 작아진다.

2) 강화약쑥의 종류와 형태[1]

강화약쑥은 국화과의 다년생식물로 한방에서는 중요한 약초이다.

1996년부터 개발 보급된 강화의 대표 약쑥인 사자발쑥은 생육 초기에는 줄기가 다소 굵고 보랏빛이 도는 흰색이다. 잎은 결각이 비교적 단조롭고 각이 지면서 하늘 쪽으로 약간 오므라진 형태이다. 토종 약쑥인 싸주아리쑥은 강화에서 가장 많이 자생하며 줄기가 가늘며 흰색이다. 잎은 다소 결각이 많으나 부드러우면서도 평편하고 둥근 모양인데 색깔이 밝은 녹색을 띤다. 일반 쑥은 주로 식용 또는 나물용으로 사용하며 지역마다 종류가 다양하다.

약쑥의 변종 발생 원인과 대책

약쑥을 옮겼을 때 토양이 너무 비옥하거나 척박하면 묘의 생리적인 변화를 일으키기 쉽고 이식 전이나 생육 과정에서 비료 및 퇴비 사용을 금지한다. 심한 가뭄이 오래되거나 그늘진 장소에 옮겨졌을 경우 이식 및 재배 과정에서 환경 변화가 심하지 않게 한다.

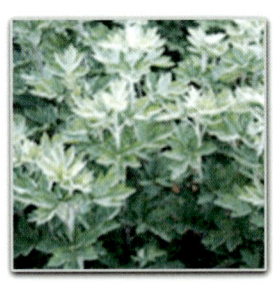 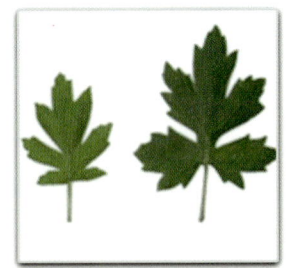

사자발쑥

강화 자생 약쑥 중 가장 품질이 우수한 약쑥으로 키가 70cm 내외로 자라며 줄기가 다소 굵고 곧게 자람. 잎 모양은 사자발바닥 모양으로 단순하게 갈라져 있고 잎 끝이 뾰족하면서 약간 위로 오므러진 형태

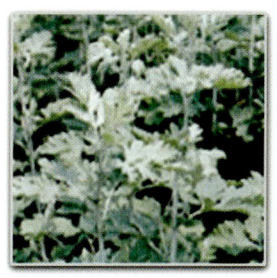 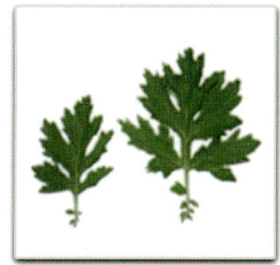

싸주아리(사자아리)쑥
강화에서 예로부터 자생되고 있는 약쑥으로 향이 높고 잎 뒷면이 희고 잎 형태가 새의
날개 모형이면서 평편하고 줄기가 부드럽고 흰색을 띠고 있음

【그림 4-1】 강화 사자발약쑥과 싸주아리약쑥의 비교[12]

3) 강화약쑥의 좋은 점

강화약쑥은 청정 지역에서 해풍을 머금고 자라 성질이 온화하고 향이 순하다. 이 쑥을 뜯은 다음 3년 동안 자연 해풍 속에서 숙성하면 더욱 부드러워져서 최고 품질의 약쑥으로 사람이 복용하기에 알맞은 상태로 변한다. 서해의 바다 안개와 해풍을 맞으며 자라나는 강화약쑥은 약성이 좋기로 유명하다.

특히 단오 무렵에 채취하여 3년 동안 바다 해풍으로 숙성시킨 강화도 약쑥을 최상품으로 인정해 준다. 또한, 바다 염분이 함유된 해풍과 1년 중 8개월 이상 바다 안개가 생기는 자연조건은 세계적으로도 약초 재배지로 최고의 조건이라고 할 수 있다.

강화약쑥에는 베타카로틴, 칼륨, 치네올, 콜린, 아데닌과 같은 성분이 항염증 작용과 해독 작용을 도와 소화를 돕는다. 또한, 치네올과 여러 약효 성분이 어우러져 체내 독성 및 노폐물의 체외 배출 등을 도와주고 피로회복 및 체력 개선의 효과를 주기 때문에 여성들의 건강식품으로 우수하다. 강화약쑥은 피를 맑게 하고 혈액순환을 도와 각종 성인병과 부인병에 좋다.

생산지 증명 띠에는 생산 연도와 농가 번호가 기재되어 있어 매년 생산 농가에 제작 배부하며 수확 시기별로 색깔을 다르게 하는데 봄철(5월 단오절)은 노란색, 여름철(중복 시기)은 흰색, 가을(상강 전)은 녹색으로 하였다.

4) 약쑥의 다양한 효능

- 위궤양 등 위장질환에 탁월한 효과
- 정혈 작용, 미세 혈관 확장 등으로 고혈압 및 심장병 예방 효과
- 이뇨, 이담 작용 등 간장 질환에 효과
- 각종 부인병에 유효(냉증, 생리 불순, 자궁 출혈, 요통 등)
- 설사와 변비, 치질에 효과
- 각종 통증에 효과(두통이나 만성적인 편두통, 생리통 등)
- 무릎관절염, 류머티즘, 어깨결림, 근육통, 신경통에 효과
- 피부에 바르면 상처 치료, 지혈, 여드름, 가려움증, 습진, 화상, 무좀, 거친 피부에 효과
- 기침, 천식, 발작 예방에 효과
- 쑥 목욕 시 혈액순환, 피부미용, 생리통에 효과
- 베개나 방석으로 이용 시 숙면과 냉기로 인한 불쾌감 해소

5) 수확 및 출하

▶ 수확과 수확량

- 봄철 수확 시기가 일반적으로 6월 상순경이지만 '단오절'에 맞추다 보면 윤달(음력)로 인해서 적기 수확이 안 될 경우가 있으므로 생육 상태를 봐서 수확한다.
- 일부 농가에서는 수량을 높이거나 꽃눈이 생겨야 질 좋은 쑥으로 생각하여 늦게 수확하는 경우가 있으나 꽃눈이 형성된 쑥은 질이 떨어진다.
- 약쑥의 수확을 1년에 2~3회 수확을 하고 있으나 품질이 가장 좋은 쑥은 봄철(단오절)이므로 수확 시기별로 별도 관리하고 구분하여 출하한다. [봄철 – 약용·뜸용, 여름철(가을철) – 쑥차용, 목욕탕용 등]
- 약쑥을 수확하여 건조할 때는 규격 묶음을 하여 건조토록 한다.

▶ 수확 시기가 늦을 경우 불리한 점

- 꽃눈 형성(화아분화)이 이뤄져 줄기나 잎이 굳어지는 등 질이 떨어질 뿐만 아니라 2차 수량에도 영향이 있다.
- 진딧물 등 해충 피해가 커지고 식물체가 억세어 상품 가치가 떨어진다.
- 수확 시기가 너무 늦어 하엽이 없고 줄기가 굳어진 경우 포기가 고사하기도 한다.

참고로 다음에는 2013년도 강화농업기술센터 경내의 강화(사자발)약쑥 재배단지에서 약쑥의 생육 현황과 수확기를 날짜 순서로 촬영하여 실었다.

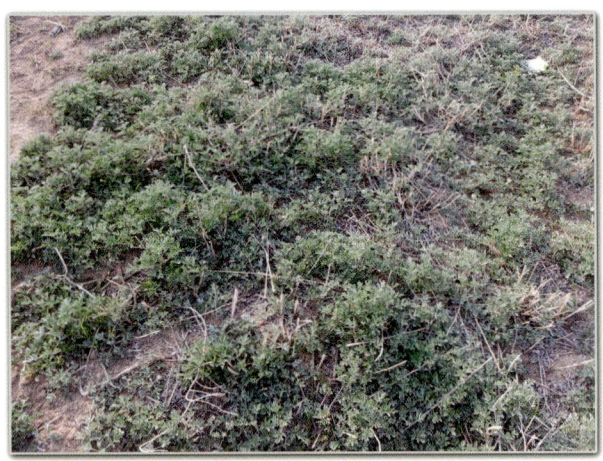

5월 5일 여름이 시작되는 입하 절기에 쑥잎이 자라나기 시작하여 지표면을 덮어가고 있다.(2013. 5. 2)

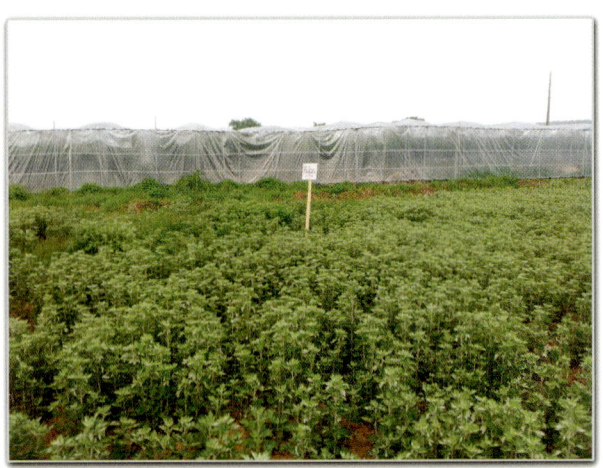

6월 5일 논에 모내기 철인 망종 절기에 쑥이 한창 잘 자라고 있다.(2013. 6. 4)

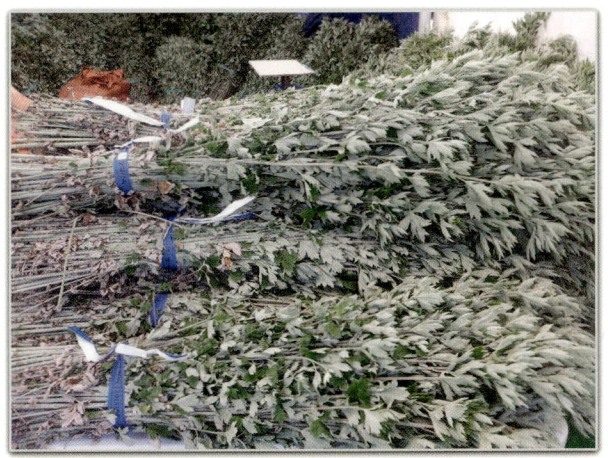

6월 13일 단오절에 쑥을 베어서 생산연도와 농가 번호가 기록된 생산지 증명 띠로 묶여진 쑥 묶음이 6월 15일 제5회 강화약쑥 축제일에 행사장에서 선보이고 있다.(2013. 6. 15)

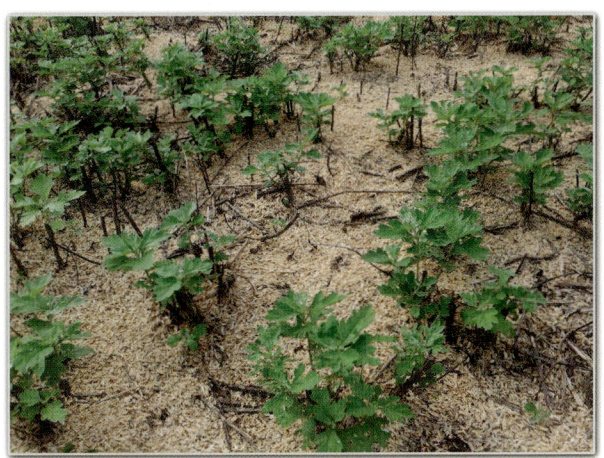

7월 23일 막바지 더위가 시작하는 대서이자 중복 날 즈음 단오절에 쑥을 베어낸 밑줄기에서 새 쑥싹이 돋아 자라서 넓은 잎으로 사방 지표면으로 펼쳐가고 있다.(2013. 7. 25)

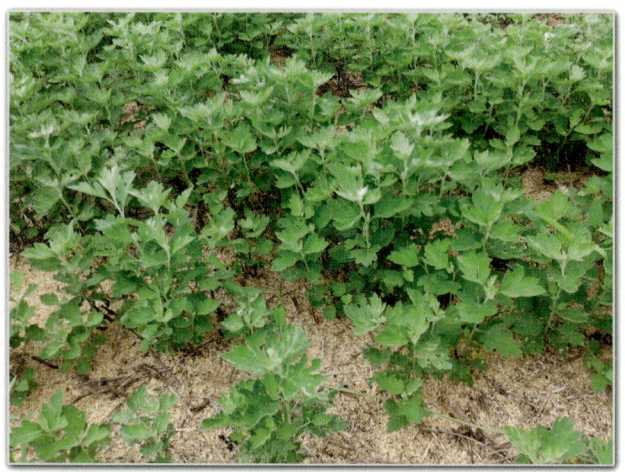
8월 7일 가을이 시작되는 입추 절기에 새 쑥이 한창 잘 자라고 있다.(2013. 8. 8)

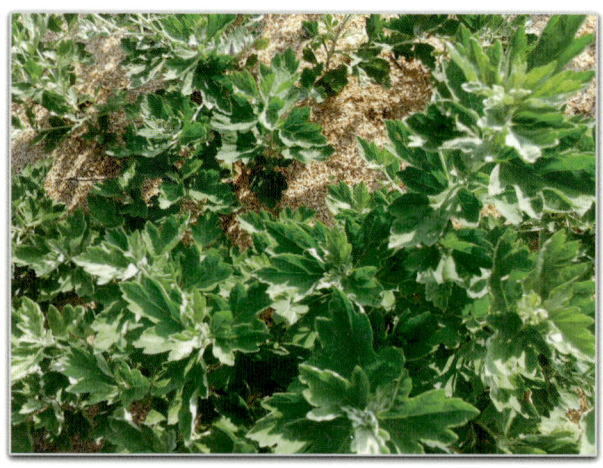
8월 23일 아침저녁으로 선선해져 가기 시작하는 절기 처서일 즈음에 쑥이 한창 왕성하게 자라서 쑥잎이 힘 있고 두꺼워 보인다.(2013. 8. 23)

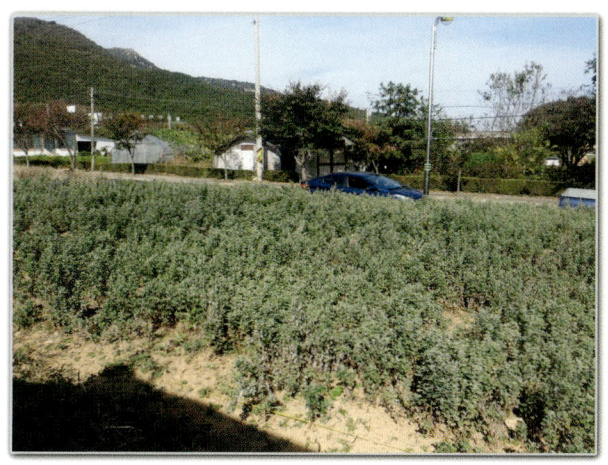

10월 8일 찬 이슬이 내리기 시작한다는 한로 일과 10월 23일 서리가 내리기 시작한다는 상강 일 사이에 가을 쑥 수확을 하게 된다. 만약 쑥을 수확하지 않는다면 그대로 방치하였다가 다음 해 봄에 쑥의 새싹이 돋아나기 전에 묵은 쑥을 베어내고 지표면을 갈퀴로 잘 긁어서 깨끗이 해준다.(2013. 10. 21)

한편 강화약쑥 재배의 현황을 살펴보면,[12] 재배 면적과 농가 수는 2005년도 30.0ha에 200호, 2007년도 50.4ha에 252호, 2009년도 57.1ha에 285호, 2011년도 58.8ha에 299호로 차츰 증가하였다가 2012년도 24.3ha에 124호로 감소하였다. 2012년도의 품종별 재배 면적은 사자발약쑥 21ha(87%), 싸주아리약쑥 3ha(13%)이었고 건조된 쑥(건쑥)의 생산량은 총 109M/T 이었다.

6) 건조 및 저장

- 수확한 약쑥은 바람이 잘 통하는 곳에서 말리되 절대 비를 맞히지 않아야 하고 가급적 이슬도 맞히지 않도록 한다. (건조 과정에서 비와 이슬을 맞히면 고유의 향이 적어진다.)
- 베어낸 약쑥은 잎이 어느 정도 시든 후에 볏짚이나 질긴 끈을 이용하여 이엉 엮듯이 줄기 묶음 하여 저장고에 매단다.
- 약쑥의 건조는 잎은 물론이고 줄기까지 습기를 없애야 하므로 3일 정도 햇볕에 말리고 그 이후에는 건조 시설에서 계속 마를 수 있도록 한다.
- 약쑥의 저장에서 문제점은 습기 제거인데 외부 온도와의 일교차가 심하면 약쑥에 습기가 생기게 되어 저장 과정에서 잎을 갉아먹는 벌레가 발생, 출하 시 상품성이 떨어진다. 따라서 저장 시설에서 외부 온도가 높을 때는 문을 개방하여 환기를 시키고 밤에 온도가 떨어질 때는 문을 닫아 실내온도가 낮지 않도록 하여 습도를 적당히 일정하게 유지해야 한다.

7) 강화약쑥의 이용방법

(1) 생즙 이용법
- 쑥잎을 5~10장 정도를 물에 씻어 믹서기에 간다.(잘 갈아지지 않을 때는 물을 첨가)
- 생즙은 1일에 2회 정도(1회에 20㎖) 마시되 맛이 쓰거나 풋내가

나서 먹기 어려운 사람은 생강즙이나 사과즙 또는 벌꿀을 넣어도 좋다.
- 생즙의 섭취는 대량으로 장기간 섭취시 중독 현상은 일어나지 않지만 가급적 피하는 것이 좋고 잎을 열탕에 살짝 데쳐서 복용하는 것이 더 좋다.

(2) 쑥차 이용법
- 건쑥 이용 시

말린 쑥을 10g(어른 손으로 1주먹) 정도를 내열유리나 보통 알루미늄주전자에 물 600~800㎖ 정도를 붓고 얇게 썬 생강을 2~3조각 첨가(철로 된 제품은 쑥의 성분인 탄닌과 반응하여 악영향을 미칠 수 있으므로 피한다.) 끓일 때는 20분 정도 가열하되 물이 끓기 시작하면 물이 넘치지 않도록 약한 불로 달인다(물이 반 정도 줄어지게 끓임). 하루에 먹는 양은 300㎖ 정도로 3회(100㎖씩) 나누어 마신다.

- 생쑥 이용 시

자생 쑥잎을 딴 후 소금을 조금 넣고 온수로 살짝 데친 후 그늘에 말린다. 말린 쑥 10g을 물 300㎖에 넣고 그 물이 200㎖ 정도 될 때까지 약한 불로 달여서 이용하면 된다. 쑥차의 맛을 즐기기 위해서는 쑥잎을 적게 넣고, 건강 치료용으로는 다소 진하게 하여 이용하되 사자발쑥은 쑥물이 진하게 우러나오므로 일반 쑥의 절반 정도로 넣는다.

(3) 쑥주(술) 이용법

• 잎을 이용할 때

1.8ℓ의 병(주둥이가 커야 함)을 준비하고, 가제 자루에 믹서기로 갈은 말린 쑥을 채워 가제 자루째 병에 쑥을 넣어 25도 정도 술을 부어 2개월 정도 놓아두면 쑥주가 된다. 이때 쑥의 양은 병의 1/3~1/4정도가 적당하다. 쑥주는 매일 저녁 20㎖ 정도 마신다.

• 뿌리를 이용할 때

쑥꽃이 피기 전에 약쑥을 뽑아 잎과 줄기는 식용이나 쑥탕 등에 쓰고 뿌리를 잘 씻어 그늘에 2~3일 정도 말렸다가 뿌리 300g에 술 1되(1.8ℓ)에 담그되 이때 술은 청주가 좋다. 시간이 지나면 쑥 뿌리가 위로 올라오므로 술병의 주둥이가 넓은 병을 사용한다. 술의 보관은 냉암소에 하고 6개월 정도 지나면 술의 빛깔이 보이고 쑥의 향기를 느낄 수 있는데, 이때가 되면 뿌리를 건져내고 하루에 세 끼의 식사 때마다 마시면 된다.

(4) 베개나 방석과 이불에 이용

말린 쑥잎을 베개나 방석에 채워 사용하되 사용 시 납작해지면 그때마다 쑥을 채워 넣으면 된다.(넣은 쑥은 1년에 한 번씩 교환하면 된다.)

(5) 목욕용으로 이용

건조한 쑥 30~50g을 가제 수건에 싸서 온수에 담갔다가 넣으면 좋다. 쑥은 소금이나 중조를 소량 넣은 온수에 데쳐 탄닌을 제거한 후 그늘에 말린 것을 사용하면 좋다. 쑥을 자루에 넣어서 사용할 경우 생 쑥은 500g~1kg 정도로 건조 쑥은 100~200g 정도로 하여 물 온도를 40℃ 정도에 30분쯤 미리 담근 후 욕탕에 들어간다.(목욕이 끝난 후 말려 다시 사용하여도 상관없다.) 쑥을 목욕탕에 넣으면 물 색깔이 녹색으로 변하지만, 목욕탕에 스며들지 않고 금방 지워진다. 목욕한 후에 쑥 찌꺼기는 정원수의 거름으로 사용하면 화학비료보다 효과가 좋다.

(6) 약리적 이용 및 미용에 이용

뜸쑥(다양한 종류가 있음), 쑥환, 쑥 농축액(엑기스), 쑥 드링크, 쑥 분말, 쑥 좌훈, 쑥비누, 쑥화장품 등으로 다양하게 이용할 수 있으며 뜸쑥은 말린 쑥잎을 가루로 만들어 체로 쳐서 분말은 버리고 부드럽게 된 섬유만을 이용한다.

(7) 식품

떡 종류(쑥단자, 인절미, 쑥경단), 냉면, 식혜, 만두, 칼국수, 청국장, 된장, 고추장, 캔디, 쑥빵, 쑥과자, 쑥음료, 쑥콩나물, 쑥엿 등으로 이용한다.[13]

(8) 기타
- 습진 : 말린 약쑥 줄기와 홍고추를 태워 가루로 만든 다음 참기름으로 개어 습진이 난 곳에 서너 번 발라준다.

- 땀띠 : 여름에 땀띠가 많이 난 아이는 물 2ℓ에 약쑥잎 10g을 넣고 달인 물로 씻어 주면 괜찮아진다.
- 신경통 : 약쑥잎을 진하게 달여, 뜨겁게 한 다음 수건을 그 물에 적셔 아픈 곳을 찜질해 주면 좋다. 쑥잎 2, 마늘 1의 비율로 가제에 싸서 뜨거운 물을 받아 둔 욕조에 넣은 다음 그 물에 목욕을 하면 좋다.
- 중풍 : 뜸과 병행. 쑥차를 오래도록 마시면 증세가 좋아진다.
- 산후 조리 : 물 한 대야(2ℓ 내외)에 약쑥 10g을 넣고 푹 끓여, 입이 오목한 튼튼한 그릇에 그 물을 부은 다음 산모가 옷을 벗고 걸터앉아 쑥김을 쐬면 산후 회복이 빠르고 후유증이 없어진다.
- 타박상 : 말린 약쑥과 마늘을 동일 분량으로 가제나 망사에 싸서 욕조를 넣은 다음 그 물로 목욕을 하면 빨리 낫는다.
- 토사곽란 : 3년 숙성시킨 약쑥을 진하게 달여 마시게 한다.
- 편도선염 : 생 쑥잎을 짓찧어 편도선이 부은 자리에 붙인다.
- 위장병 : 3년 숙성시킨 약쑥으로 만든 쑥 엑기스를 마시거나 쑥차를 끓여 오래도록 마시면 증상이 훨씬 좋아진다.
- 인후염 : 목이 아파 쉰 소리가 날 때 생 쑥에 식초를 약간 넣고 짓찧어 목에 붙인 다음 헝겊으로 목을 감싸 놓으면 아픈 증상이 좋아진다.
- 코피 : 코피가 자주 나면 쑥차를 연하게 끓여 1주일 정도 마시면 괜찮아진다. 또 갑자기 피가 날 때는 3년 숙성시킨 약쑥을 손으로 비벼 둥글게 해서 콧속에 넣으면 금방 멎는다.
- 여드름 : 3년 숙성시킨 약쑥잎 5g에 물 2ℓ를 붓고 연하게 달여

그 물로 자주 씻어내면 좋아진다.
- 부스럼 : 약쑥잎을 태워 재로 만들어 부스럼이 난 자리에 뿌린 다음 붕대로 감아 둔다. 또 약쑥을 물에 넣고 삶아 부스럼이 난 자리를 그 물로 씻어내도 좋아진다.
- 하혈, 생리불순 : 약쑥 10g+생강 5조각을 물 1ℓ에 달여 2~3회 복용한다.
- 감기(열), 오한 : 쑥잎 10g+생강 5조각+물 1ℓ을 끓여 물이 반으로 되면 복용한다. 쑥을 깨끗이 씻어서 적당량의 물을 붓고 대추나 감초 등 각종 한약제를 첨가하여 처음에는 강한 불에서 차츰 약한 불로 2시간 정도 달여서 냉장고에 보관하면서 차게 해서 수시로 들면 좋다.

8) 기타 민속 이용 사례

저자 중 이(李)는 선조부(先祖父)께서 20대 때에 강화에서 자생되는 약쑥으로 음식 섭취에 따른 소화가 촉진되고 체중이 증가하면서 체력이 크게 향상되는 효험을 보았다는 내용의 이야기를 많이 들으면서 성장하였다.

또 집에서 기르는 소가 다른 소에 비하여 잘 먹지도 않고 살도 안쪄서 쑥을 먹여 기른 결과 우량한 소로 성장하여 해방 이후 1940년대 후반에 당시 강화군의 종우로 선정되었다는 일화도 여러 번 들었다.

또한, 본인이 어려서부터 약한 체질이었는지 조부님의 권유로 쑥을 다려서 많이 먹었고 쑥곰(환)도 많이 먹어 왔다. 그 후 조부님의 영향을 받아서 1980년대 중반경부터 본인이 직접 쑥의 효과를 관찰하기 위하여 연구실에서 공동으로 실험해 보기도 하였다.

쑥곰(환)의 제조 및 민속 이용 사례

(1) 인체 대상

저자 중의 선조부 이주현(李周鉉, 1897년생) 공께서 20대 때에 특별한 이유도 없이 음식을 먹어도 소화가 잘 안 되고 체 골격은 건장하나 살이 찌지 않고 기력도 떨어져서 1~2년 동안 생업인 농사일도 제대로 하지 못하였다고 한다. 그리하여 주위 분들의 권고로 한증막에 가서 한증을 자주 하게 되었는데 이때 당시 강화도 읍내의 한증막 안에서 한증을 하다가 자리에 누어 있을 때에 어느 고령의 노인께서 우연히 다가와 앉으면서 "젊은이는 보아하니 기골이 장대하고 수려해 보이는데 어떤 연고로 한증을 다니나?" 하고 물으셔서, 그간 자신의 몸 상태에 대하여 이야기하니, 그 노인께서 복부를 여기저기 만져보고 난 다음 왈 "내가 처방을 내려 줄 터이니 잘 듣고 집에 돌아가서 그대로 시행하라."라고 하면서 자세히 가르쳐 주셨다고 한다. 반신반의하였지만 매우 감사하여 존함을 여쭈어 보았으나 다만 "나는 한의원이니 그리 알고 내 처방대로만 만들어 먹으면 곧 낫는다."라는 말만 듣고 귀가하였다. 그리하여 한의원께서 가르쳐준 대로 곧 약쑥을 달여서 먹기도 하고 쑥곰(환)을 만들어 복용도 하였다. 며칠이 지나서부터는 제때에 음식을 먹어도 추가하여 더 먹게 되고 소화도 잘 이루어지고 차츰 체중이 불어나기 시작하였다. 이후로 이

공께서는 본인이 그 한의원님의 고마운 효험을 남달리 경험하였기에 강화도 외성 뚝에 자생하는 약쑥을 해마다 음력 5월 중에 채취하여 건조시켜 저장하면서 3년에 한 번꼴로 쑥곰(환)을 만들어 가정상비약으로 두고 활용하였으며, 필요한 사람들께 약쑥과 환을 무료로 제공하여 왔다.

(2) 동물 대상

저자 중 이(李)가 태어나던 1947년에 농사용 수소를 구매하였는데, 기르는 과정에서 소가 설사를 자주 하고, 잘 먹지도 않고, 살도 찌지 않아서 다른 소들에 비하여 성장이 잘 안 되었다. 조부께서 자신의 경험을 활용하여 소에게 여물과 쑥을 함께 솥에 넣어서 쑨 소죽을 매일 끼니마다 계속하여 먹인 결과 체중과 체력이 크게 증가하여 마침내 대단히 큰 소로 성장하였는데, 해방 이후 농사용 소가 부족하던 시절에 정부에서 종우 번식 시책 시 강화도 지역에서는 이 소가 때맞춰 종우로 선발되어 당시 아주 비싼 가격으로 거래되었다고 한다.

이와 같은 실화는 쑥을 이용하여 사람과 소가 큰 효과를 본 것을 일찍이 체험한 조부님을 통하여 어려서부터 누차 들어온 바 있다. 1960년대에는 세 차례에 걸쳐 조부님의 심부름을 조력하며 곁에서 함께 강화약쑥을 이용하여 당시의 전통 방법에 따라 쑥곰(환)을 만들었던 경험이 있었기에 선인들의 제조 과정을 후학들의 참고가 될까 하여 다음에 기술하고자 한다.[14]

쑥곰(환) 제조

(1) 쑥곰(환)과 쑥환

흔히 시중에서 말하는 쑥환은 2가지 방법에 따라 좀 편리하게 만들어진다. 즉 건조된 쑥잎을 분말화한 다음 여기에 꿀이나 엿을 첨가하여 환을 만들거나, 쑥 추출물에 찹쌀죽이나 밀가루 등을 적당히 넣어서 환을 만들기도 한다.

쑥곰(환)의 제법은 고래로부터 내려오는 전통적인 간단한 방법이나 제조 시 시간과 노력 등은 물론 정성이 많이 들어가는데, 약쑥 재료의 채취, 선별, 건조, 추출, 농축, 건조, 성형 등 여러 과정을 거치면서 만들어지게 된다.

현대에 와서는 각종 제조용 기기들의 출현으로 추출, 농축, 환 만들기 등 방법들이 과거에 비하여 쉽게 이루어질 수 있고 또 위생적으로 제품을 생산할 수 있게 되었다.

(2) 쑥곰(환) 제조 과정
- 약쑥 재료의 채취
  6월 초순 경에 강화도의 해변 강화 외성 성 둑에서 해풍과 해무를 받으며 자란 자연산 약쑥 20~30cm 크기의 것을 수확한다.
- 약쑥의 선별
  수확한 약쑥 중 외관상 상처가 없이 정상적으로 깨끗이 자란 것으로만 선별한다.

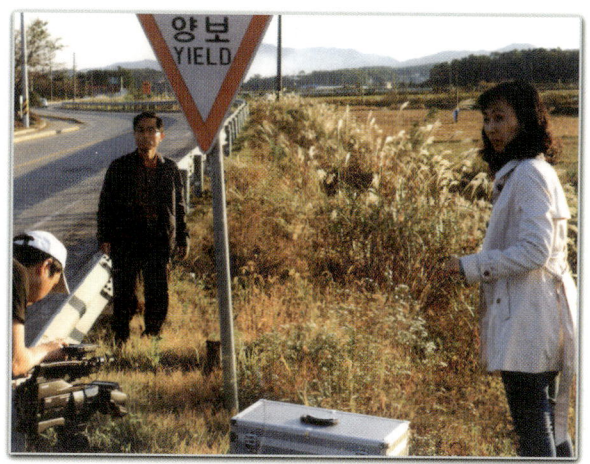

강화도 해안지역에 약쑥이 자생하던 위치(강화군 선원면 연리, 국방 유적지 화도돈대와 용당돈대 사이 지역)를 알려주고 있다. 현재에는 간척이 이루어졌고 또 해안순환도로가 개설되어 있어서 널리 자생 되던 약쑥 군락지를 발견할 수가 없게 되었다.

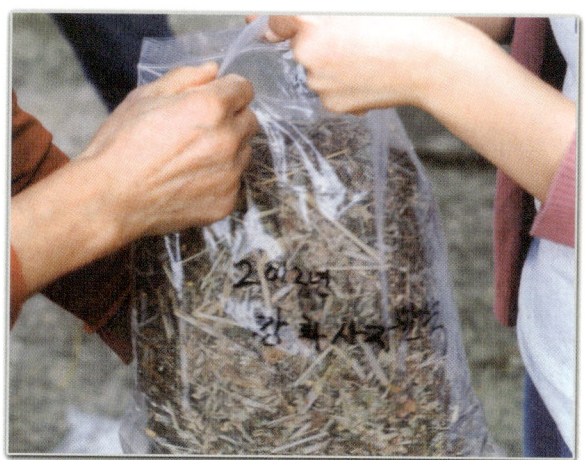

전래 방법대로 쑥곰(환) 제조 시연을 하기 위하여 2012년도 생산된 강화사자발약쑥을 구매하여 손질하고 있다.

4. 강화약쑥의 생산과 이용

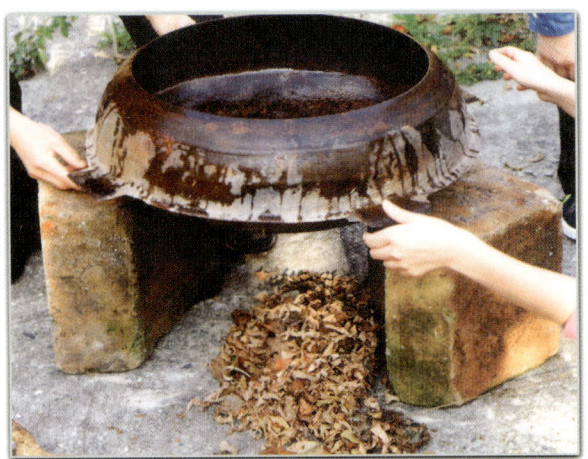

약쑥을 추출하거나 고기(농축하기) 위하여 집안 마당에 무쇠솥을 걸고(설치하고) 나무로 불을 피워 가열할 준비를 하고 있다.

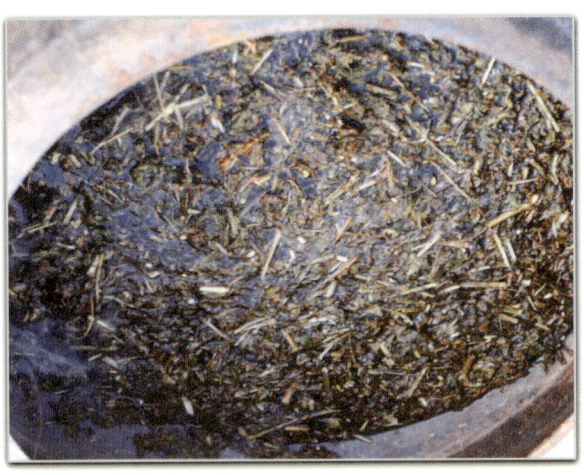

솥 안에서 약쑥이 장작불로 조절 가열되는 동안 추출되고 있다.

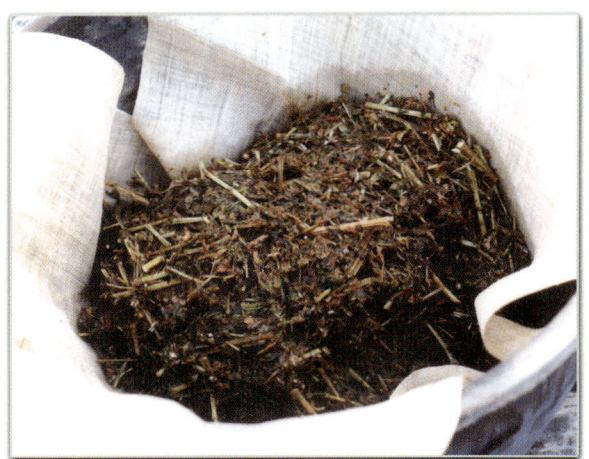

추출이 이루어지면 여과하기 위하여 먼저 시루 안에 삼베천을 깔고 여과를 시작한다.

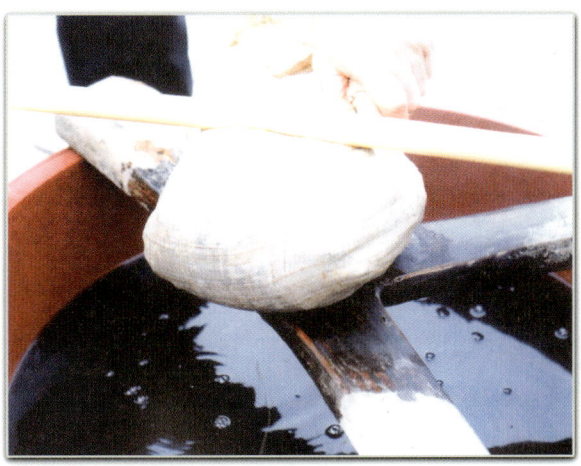

추출 여액을 더 얻기 위하여 용기 위에 삼발이를 설치하고 더 압착한다.

4. 강화약쑥의 생산과 이용

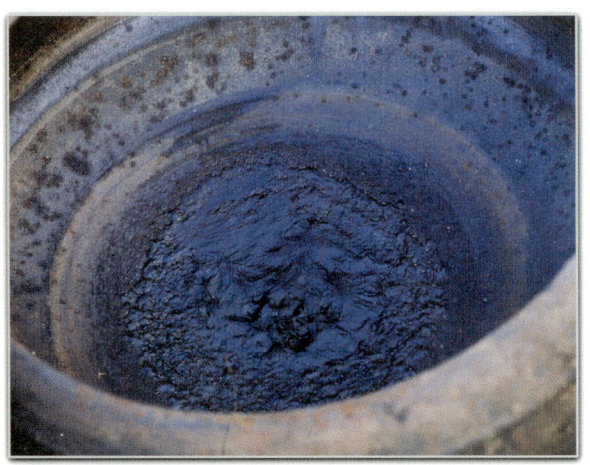

약쑥 추출 여액을 솥에 한데 모아서 서서히 가열 농축하여 얻은 진액이다. 이것을 원료로 쑥곰(환)을 만든다.

- 약쑥의 건조

  선별한 약쑥을 3일 정도 그늘에서 말린 후 가지런히 하여 한 움큼씩 엮어서 길이 50cm 정도로 길게 엮음을 만들어 2개씩 짝을 지어 묶어서 각 쑥타래를 통풍이 잘되는 실내의 1.5~2m 정도의 높이에 매단다.

- 약쑥의 물 추출

  보통 2~3년 이상 건조된 약쑥으로 봄(4월경) 또는 가을(10월경) 건조기에 쑥곰을 시작한다.

  물 추출에 앞서 약쑥 중 딱딱한 쑥 줄기는 제거한 다음 우물물(이하 물)에 약쑥을 가볍게 세척하여 쑥잎에 묻어 있는 불순물들을 제거한다.

  약쑥의 물추출을 위하여 흔히 무쇠 가마솥을 사용하며, 가마솥 안에 넣는 물량은 대체로 물로 세척한 쑥 무게의 3배량의 물을 넣되 가마솥 용량의 2/3가 초과하지 않도록 한다.

1차 추출 – 약한 장작(참나무 등) 불로 60~70℃에서 5시간 정도 추출하고 여과하여 추출액을 다른 용기에 우선 보관한다.

2차 추출 – 1차 추출해 낸 쑥을 다시 사용하던 솥에 넣고 여기에 적당량의 물을 넣은 다음 90℃ 이상의 끓는 온도에서 2.5시간 이상 가열 추출한다. 70℃ 정도로 식힌 다음 여과하여 1차 추출액과 함께 혼합하여 보관한다.

3차 추출 – 2차 추출해 낸 쑥을 다시 사용하던 솥에 넣고 여기에 쑥 무게와 비슷한 양의 끓는 물로 추출하던 쑥을 헹구어 이 추출물을 전 추출물에 함께 혼합한다.

사용하던 가마솥은 물로 잘 닦아낸다.

3차에 걸쳐 추출하여 얻은 추출액을 용기에 한데 모아 30분 정도 정치한 다음 잘 닦아낸 솥에 추출 상징액을 넣는다. 침전액에는 다시 60~70℃ 정도의 물을 동량 정도 넣고 교반 후 정치한다. 다음 상징액을 모두 취하여 솥 안에 먼저의 추출액에 넣는다.

• 약쑥 물 추출액의 농축

솥 안의 추출물을 농축하기 위하여 아궁이의 장작불을 잘 조절하여 끓어 넘치거나 또는 솥에 눌어붙지 않도록 세심한 관찰과 주의를 하면서 천천히 농축한다. 추출물의 용량에 따라 차이는 있지만 보통 1~2일이 소요된다.

• 약쑥 물 추출 농축액의 점조화

솥에서 농축이 거의 이루어지면 이 농축액을 나무 주걱이나 수저로 나무로 이루어진 목판이나 그릇으로 옮겨 통풍이 잘되는 그늘에 놓아 두어 점도가 더욱 높아지도록 한다.

• 약쑥 물 추출 농축 점조물의 건조화 및 환 성형

손으로 환을 만들기 전에 평편한 목판 위에 상질의 밀가루를 얇게 도포하여 놓는다. 다음 한 손바닥에 밀가루를 약간 먼저 묻힌 후에 쑥 점조물을 작은 콩알 크기로 취하여 양손으로 정성껏 환을 짓는다. 다 만들어진 환은 목판으로 옮겨 낮에는 통풍이 잘되는 곳에, 밤에는 따뜻한 방바닥 위에 목판을 놓아두면 천천히 굳어지며, 1~2일 경과하면 아주 굳어진다.

5. 강화약쑥의 약리 활성 성분 및 약리 효과[1]

쑥은 예부터 위염, 위궤양의 치료 효과가 알려져 왔다. 유파틸린 등 플라보노이드 화합물이 중요한 약리 활성 성분으로 확인되었다. 식물 중에 함유된 대부분의 약리 활성 성분은 이차 대사산물을 의미한다. 따라서 강화약쑥에 함유된 이차 대사산물을 분리하기 위하여 먼저 용매로 추출하여 식물 세포 중의 일차 대사산물과 이차 대사산물을 분리하는 작업을 하게 된다.

일차 대사산물은 모든 세포에 존재하고 그 역할도 대체로 밝혀져 있는 화합물인 단백질, 탄수화물, 지방질, 핵산, 비타민 및 무기질들이다. 이에 비하여 이차 대사산물은 식물에 따라서 다양하게 다르며 식물 세포 내 작용도 불분명하다. 대체로 플라보노이드, 페놀산, 터펜, 배당체, 사포닌, 알카로이드 등이 이에 속한다.

추출물은 각 성분의 물리 화학적 특성을 이용하여 각 분획으로 나누게 된다. 주로 성분의 극성을 이용하여 n-hexane, ethyl acetate, n-butanol, 물 등의 용매로 분획하게 되는데, n-hexane 분획에는 지질, 폴리아세틸렌, 테르펜 및 휘발성 정유 성분 등이 주성분이다. 에틸 아세테이트(ethyl acetate) 분획에는 테르펜, 플라보노이드, 리그난 성분 등이 함유되어 있고, n-butanol 분획에는 사포닌과 같은 배당체, 페놀산, 일부의 산화도가 높은 플라보노이드 등이 함유되어 있고, 물 층에는 당, 아미노산, 펩티드(peptide) 등이 주요 성분으로 존재하게 된다.

물질의 산성과 염기성 특성을 이용하여 분획하기도 하는데, 용매의 산도를 조절하여 산성 분획(유기산, 지방산, 페놀산 등), 염기성 분획(알카로이드, 아민, 아미노산 등) 및 중성 분획으로 나누기도 한다. 이렇게 나누어진 분획은 column chromatography를 이용하여 각 성분을 분리한다.

사자발쑥과 싸주아리쑥을 용매로 추출하고, 용매 분획 및 column chromatography를 반복하여 flavonoid 5종, phenylpropanoid 2종, sesquiterpenes 3종, triterpenoid 12종, steroid 5종, diterpenoid 1종, monoterpenoid 1종, peptide 1종을 분리하였다.

강화약쑥은 이담, 간 보호 작용, 항염증, 해소 및 천식의 개선, 항균 작용 등의 효능이 있는 것으로 알려져 왔다. 특히 강화약쑥 알코올 추출물을 이용하여 다양한 약리 활성 연구를 수행 시도한 바, 제2형 당뇨병, 고지혈증, 고혈압, 간 기능의 증상을 개선하였고, 비만 억제 효과도 다소 나타났다. 항암 활성과 관련하여 아포토시스(apoptosis, 세포 자연 괴사)를 유도하였으며 항암제 투여에 의한 신장 독성을 경감시켰다. 항염증 및 항알러지 효능을 통한 아토피 증상 개선 효과도 보였다. 따라서 강화약쑥을 이용한 건강 기능성 식품, 의약품, 기능성 향장품 등의 개발 가능성을 나타내고 있다.

1) 약쑥의 항산화 효과

산화적 스트레스로 인한 노화 촉진, 암 발생 등과 관련하여 항산화효과에 대한 연구들이 급격히 증가하고 있다. 수집 약쑥 29종에 대한 총 페놀 화합물 함량에 따라 쑥을 분류해 보면 그 함량이 600mg/100g 이상인 것이 10종, 500~600mg/100g의 중간값 정도의 것이 9종 이었다. 플라보노이드 성분인 유파틸린, 자세오시딘, 유파폴린도 수집 지역 간의 편차가 컸었다.

총 페놀 화합물과 플라보노이드 성분인 유파틸린이 높은 시료에서 높은 라디칼 제거능을 보였다. 같은 종류의 쑥이라도 생육 조건에 따라서 생성된 생리활성의 물질이나 항산화 성분량과 항산화력 등에 변화가 큼을 알 수 있다. 특히 항산화력이 우수한 쑥 품종을 육종하고 대량 재배하여 국민건강 증진에 기여할 필요가 있다.

이렇듯 쑥이 가진 엄청난 잠재력은 정말 놀랄 정도이며 현대 한방에서도 적극적으로 이용되고 있다. 쑥이라고 해서 다 같은 효능을 가진 약쑥은 아니다. 강화 사자발약쑥은 이미 그 약성의 탁월함을 학계로부터 인정을 받았다. 3년을 건조한 쑥은 그냥 냄새를 맡았을 경우에는 쑥 냄새가 거의 안 나지만 손으로 비볐을 경우에는 쑥 냄새가 진하게 나며, 쑥잎을 씹으면 진한 박하 향이 나는 것이 3년 건조된 약쑥이다. 이와 같은 특징을 가지고 있는 것이 우리나라 강화도에서 나는 사자발약쑥이다.[13]

2) 대사성 질환에 대한 효능

대사성 질환의 복합적인 요인에 의한 유병률이 증가하면서 '대사증후군'이라는 개념이 도입되었다. 대사증후군이란 복부 비만이 있으면서 고중성지방혈증, 낮은 HDL-콜레스테롤, 고혈압, 당뇨병의 4가지 대사이상 중 2개 이상의 대사이상을 가지는 것을 의미한다. 즉 대사증후군은 생활 습관성 질환을 동반하는 복합 위험인자를 2개 이상 나타낸다. 2005년 국민건강영양조사 자료에 의하면 우리나라 전체 30세 이상의 대사증후군 유병률은 32.3%(남자 32.9%, 여자 31.8%)로 나타났다.

특히 비만은 유전적 요인, 생활습관의 원인, 정신적 요인 등에 의한 체내 지방의 과잉 축적 상태를 의미하며, 이는 인슐린 저항성을 유발시켜 제2형 당뇨, 고혈압, 고지혈증, 동맥경화 등 2차적인 다양한 질환을 유발하는 것으로 알려져 있다. 강화약쑥(*Artemisia princeps Pamp.*)은 타 지역에서 생산되는 약쑥에 비해 폴리페놀 및 플라보노이드(특히 유파틸린 및 자세오시딘)의 함량이 높으며 다양한 염증 억제 작용으로 말미암아 예로부터 한방에서 널리 이용되어 왔다.

강화약쑥을 대상으로 실험한 예 중 질환 모델 동물(ICR mice, C57B1/6J mice 등)에 고지방식이 또는 고콜레스테롤·고지방식이를 주어 비만 또는 동맥경화를 유도하고 강화군 특산물인 강화약쑥(사자발쑥)의 에탄올 추출물에 대한 항비만, 지질 강하 및 항동맥경화 효능을 관찰하고 또한 혈액, 동맥, 간, 소장 및 지방 조직의 유전자 및 단백질 발현 정도를 측정하여 그 작용 기작의 일부를 규명한 바, 강화약쑥 에탄올 추출물이 대사성 질환인 비만, 인슐린 저항성, 고지혈증 유발 인자들의 발현 억제를 통해 항동맥경화 효능을 나타내는 것으로 판단하였다.

3) 강화약쑥의 혈당 개선용 기능성 식품 개발

강화약쑥인 사자발쑥과 싸주아리쑥 에탄올 추출물을 각각 건조 중량의 0.171% 또는 0.154% 수준으로 제2형 당뇨 마우스에 5주간 보충한 결과, 심혈관 위험을 증가시키는 당화헤모글로빈 농도가 강화약쑥 에탄올 추출물을 보충 섭취한 군에서 모두 유의적으로 감소하였다. 실험 식이 급여 5주 후에 실시한 글루코오스(glucose) 및 인슐린 저항성 검사(insulin tolerance test)에서 강화약쑥 에탄올 추출물 투여군들은 포도당 내성을 개선해 그 민감도를 유의적으로 증가시켰다.

제2형 당뇨 마우스에서 강화약쑥 에탄올 추출물의 보충은 당대사, 지질대사 및 항산화능을 개선해 전반적으로 당뇨 증세를 호전시켰으며, 특히 지질대사 이상을 개선함으로써 조직의 당 이용도를 증가시켜 혈당 조절을 유도한 것으로 평가된다. 이는 강화약쑥의 유효 성분인 유파틸린과 자세오시딘이 혈당 조절을 개선하며, 당대사와 지질대사 및 항산화능을 개선하는 것으로 생각된다.

4) 간 보호 효과

간은 인체 내에서 가장 큰 장기로서 무게는 1~1.5kg 정도이며, 오른쪽 횡격막 부위의 늑골 안에 있는 소화 기계의 한 장기이다. 간은 각종 영양물질의 대사에 관여하기 때문에 당대사, 단백질대사, 지방대사, 핵산대사 등 외부에서 들어온 각종 영양물질의 대사에 관여하여 신체 요구에 맞추어 필요한 물질이나 영양소로 가공 처리 및 배설하는 역할을 담당하고 있다. 이 외에도 몸에서 필요로 하는 중요한 단백질이나 화합물을 합성하며, 이들 대사를 조절하여 신체에 필요한 에너지를 공급하기도 한다.

시험관 내에서 인체 간암세포인 HepG2 cell에 대한 보호 효과와 생체 내에서 사염화탄소 및 d-galactosamine이 유발한 간 장애 병태 모델 흰쥐와 이 흰쥐의 담즙 분비 작용에 대한 강화약쑥과 발효 강화약쑥의 간장애 보호 효과를 평가한 바, HepG2 cell의 t-BHP에 대한 세포 독성 보호 효과와 사염화탄소 및 d-galactosamine의 처치로 유발된 간 장애 흰쥐에서 혈청 중 transaminase(AST &

ALT) 및 lactic acid dehydrogenase 효소 활성도에 대하여 유의한 상승 억제 효과가 인정되었다. 또한, 혈청 중 항산화 효소인 superoxide dismutase, glutathione reductase 및 glutathione peroxidase 활성도를 유의하게 개선하는 효과도 인정되었다. 담즙 분비의 증가 및 분비된 담즙 중 담즙산량의 증가도 확인되었다. 따라서 강화약쑥 에탄올 추출물 및 이 추출물의 유산균 발효물인 발효 강화약쑥은 간 장애에 대한 보호 효과가 있는 것으로 사료된다.

5) 항암 효과

암이란 세포의 증식을 조절하는 기전이 파괴됨으로써 무분별한 세포의 증식으로 일어나는 100여 가지의 관련 질병들을 통칭하는 용어로, 이러한 비정상적인 세포의 증식으로 인해 세포괴가 생기게 되고 이것이 주변의 조직을 침범하거나 혈관을 통해 몸의 다른 부분으로 퍼지게 되는 전이가 일어남으로써 생기는 질병이다.

정상 세포가 암세포화 되는 원인은 유전자(gene)의 이상 때문인데 이 유전자의 이상은 부모로부터 물려받는 유전적 원인도 있으나 많은 경우 암을 일으키는 물질(carcinogen), 흡연, 식이, 바이러스 감염 등에 의해 일어난다. 또 암은 어떤 한 가지의 요인보다는 여러 가지 요인이 복합적으로 작용하여 발생하고 시간적으로도 오랫동안 이런 위해 인자에 노출될 때 발생하는 경향이 있기 때문에 대부분의 암은 나이가 들면서 급격히 늘어나게 된다.

암은 발생하는 부위에 따라 크게 혈액암과 고형암으로 나눌 수 있다. 암은 인체의 모든 기관이나 조직에서 발생할 수 있으나 특별히 인체의 특정 기관이나 조직에서 빈번히 발생하는데 가장 흔한 부위는 폐, 위, 유방, 대장, 구강, 간, 자궁, 식도 등이다.

식품의약(Nutraceutical)이라는 신조어까지 등장함으로써 바야흐로 식이 성분은 단순히 영양소의 기능 외에도 암을 비롯한 각종 질병 예방을 위한 의약품의 역할까지 하는 것으로 인식되고 있다. 특히 우리나라에서는 고래로부터 한방에서 200여 종의 생약제가 암 환자에게 처방되고 있음이 밝혀졌고, 또 수종의 한약재와 마늘, 인삼, 도라지 등에서 항암 작용이 보고된 바 있다. 일부 약용 식물과 식용식물 추출물의 항암 효과에 관한 연구가 보고된 바 있으며 중국이나 일본에서도 식용식물의 항암성에 관한 연구가 활발히 진행되고 있다.

쑥 에탄올 추출물(DA-9601)이 암의 빠른 진행을 억제하는 효과를 관찰하기 위하여 암컷 ICR mice에 phorbol ester인 TPA로 유발되는 귀 부종에서 DA-9601을 처리한 결과, 5시간 후에 귀 부종이 억제되었으며 염증 유발 관련 단백질인 cyclooxygenase-2(COX-2)와 inducible nitric oxide synthase(iNOS) 발현이 감소함을 확인하였다.

강화 특화 작목을 이용한 항암 활성 신소재 탐색 및 개발 연구로서 시험관 내에서 다양한 암세포 쥐에 대한 세포 독성 효과를 관찰하였다. 그 결과 강화약쑥 에탄올 추출물은 인체 신경 세포종에 가장 높은 세포 독성을 나타내는 것으로 확인되었다. 이러한 암세포 성장 저해는 세포 주기 중 G1 단계 억제에 의한 것이었으며, 관련 단백질인 CDK2, CDK4, CDK6, cyclin D1, D2, 및 D3의 발현 및

CDK2, CDK4, CDK6 활성이 억제되는 것을 확인하였다. 폐암 세포를 유도한 CDF 1 마우스에서 암 크기 감소는 강화약쑥 에탄올 추출물 용량에 의존적이었으며 또한 암 조직에서 세포 주기와 관련된 CDK 2, CDK 4, cyclin D 1, cyclin E가 감소되는 것을 확인하였다. 따라서 강화약쑥 에탄올 추출물은 항암 효과가 있는 것으로 사료되며 암 예방 기능성 물질로 기대된다.

6) 강화약쑥의 항염과 항알레르기 효과

환경 오염과 스트레스가 증가하고 식생활이 변함에 따라 알레르기성 환자들이 매년 증가하고 있다. 1980년에 아토피성 피부염을 비롯한 알레르기 환자는 1% 미만이었으나 2000년대에는 5% 이상으로 급증하고 있으며 잠재적인 환자까지 포함하면 10%가 넘을 것으로 추정되고 있다.

알레르기[Allergy : 1906연 오스트리아의 소아과 의사 피르퀘에 의해 처음 사용하였으며 그리스어의 allos(변하다)와 ergo(작용 능력)를 합친 것이다]란 생체 밖에서 생체 안으로 들어온 외래 물질(항원, Allergen)에 대해 지금까지 생기지 않던 특이하고 변형된 반응을 나타내는 현상을 말한다. 이 외래 물질인 알레르겐(Allergen)에 의해 생긴 질병을 알레르기 질환 또는 과민 반응이라고 한다. 대표적으로 아낙필락시스, 천식, 염증 등과 같은 증상이 나타난다. 알레르기의 발생 원인은 항원-항체 반응 결과로 나타나는 생체의 과도한 면역 반응이며, 반응 시기 및 보체 관여의 유무에 따라 1~4형으로 분류되고 있다.

강화약쑥은 급성 염증, 소양 반응, 아낙필락시스 반응 등을 억제하는 효과가 우수하였다. 이 항알레르기 및 항염증 효과 등은 강화약쑥의 유파틸린 및 자세오시딘 성분에 기인하는 것으로 밝혀졌으며, 이 성분은 바소필세포 및 비만 세포의 탈과립을 억제하고 NF-kB의 전사인자를 조절하여 IL-4, TNF-α 등 사이토카인의 생산을 억제하여 나타나는 것으로 추정된다. 또한, 강화약쑥을 발효시켰을 때 항알레르기 효과가 높아졌다. 따라서 강화약쑥 및 그 발효물은 임상에서 알레르기 및 염증을 개선하기 위해 응용할 수 있을 것이다.

제4장 출전 및 참고문헌

1) 인천광역시 강화군농업기술센터, 강화약쑥, 도서출판 아카데미서적, 서울, 2007
2) 이창복, 원색대한식물도감, 향문사, 2003
3) 고재형 저, 김형우, 강신엽 역, 역주 심도기행, 인천대학교 인천학연구원, 244, 2008
4) Chinese Herbal Medicine, Eastland Press, Seattle, 71~72, 1991
5) 김수철, 항암본초, 바람과 물결, 서울, 174~175, 1992
6) 장혜옥, 약쑥 추출물의 항위염 및 위궤양 작용, 박사학위 청구논문, 서울여자대학교 대학원, 1992
7) Mondler, Immunodetection of artemisinin in Artemisia annua cultivatied in hydroponic conditions, Phytochemistry, 33(4), 821~826, 1993
8) 노태홍, 서관석, 수집종 쑥(Artemisia sp.)의 생육 특성 및 성분함량, 한국약용작물학회지, 1(2), 171~177, 1993
9) 노태홍, 서관석, 수집종 쑥(Artemisia sp.)의 조기 재배 시 생육 특성과 화학성분 함량, 한국약용작물학회지 2(1), 95~100, 1994
10) 심영자, 한영실, 전희정, 참쑥의 영양성분에 관한 연구, 한국식품과학회지, 24(1), 598~604, 1992
11) 유승원, 신비의 쑥 건강치료법, 북피아, 서울, 1998
12) 강화군농업기술센터, 새해농업인 실용교육-특화작목 교재, 2013
13) 서정범, 국어어원사전, 보고사, 2003
14) 이성동, 민간요법 발굴·보존 및 DB 구축을 위한 지식자원화, 경기 서해 도서지역 강화도편, 한국한의학연구원, 2013

참고문헌

[1] 장승욱, 사랑한다 우리말, 하늘연못, 고양, 2007
[2] 크브로스, 식물의 역사와 신화, 갈라파고스, 2005 p.256
[3] 이우철, 한국식물명의 유래, 일조각, 2005
[4] 김우정, 최희숙, 천연향신료, 효일, 2001
[5] 이형자 외 11인, 한국식품영양과학회지, 31권 3호, 2002, pp. 361~366
[6] Duke, in CRC Handbookof Medicinal Herbs
[7] 박헌용, 속수증보 강도지 상, 139, 1931
[8] 안동문화원, 3집, 1995
[9] 윤덕노, 장모님은 왜 씨암탉을 잡아주실까?, 청보리미디어, 2010
[10] 일연, 삼국유사: 김원중 옮김, ㈜을유문화사, 2002년
[11] 이성우, 고려이전의 한국식생활사연구, 향문사, 1978
[12] 김상보, 한국의 식생활문화, 광문각, 1997
[13] 청송군지, 청송군청, 1990
[14] 봉화군사, 봉화군청, 2002
[15] 이시진, 도해 본초강목, 545
[16] 학예사 편집부, 사서삼경, 맹자, 1976
[17] 학예사 편집부, 사서삼경, 시경, 1976
[18] 학예사 편집부, 사서삼경, 시경, 1976
[19] 학예사 편집부, 사서삼경, 시경, 1976
[20] 허준, 조헌영 외 11명, 동의보감, 탕액편(제3권), 3003, 여강출판사, 2005
[21] 강화역사문화연구소, 강화지리지(강화사료총서1), 세종실록지리지(1454년, 조선 단종 2년) 강화도호부, 13~14, 2000
[22] 강화역사문화연구소, 강화지리지(강화사료총서1), 신증동국여지승람(1530년, 조선 중종 25년), 강화도호부, 2000
[23] 강화역사문화연구소, 강화지리지(강화사료총서 1), 강도지(1696년, 조선 숙종 22년, 이형상의 병와집(瓶窩集), 2000
[24] 강화역사문화연구소, 강화지리지(강화사료총서 1), 여지도서 (1759년, 조선 영조 35년), 강도부지, 2000

[25] 강화역사문화연구소, 강화지리지(강화사료총서 1), 江華府志(1783년, 조선 정조 7년, 김노진저), 2000
[26] 강화역사문화연구소, 강화지리지(강화사료총서 1), 대동지지 (1864년, 조선 고종 1년), 김정호 저), 2000
[27] 황도연, 증맥 방약합편, 남산당, 서울, 1984
[28] 국사편찬위원회 한국사데이터베이스 http://db.history.go.kr(조선왕조실록 승정원일기)
[29] 계곡(장유,張維)선생집 제30권 칠언율(七言律)
[30] 정약용(丁若鏞), 다산 시문집 제5권
[31] 점필재집(佔畢齋集) 김종직(金宗直,1431 ~ 1492) 시집 제1권
[32] 사가(四佳) 서거정(徐居正,1420~1488)시집 제42권
[33] 영양남씨 영해 시암고택 간찰
[34] 영양남씨 영해 시암고택 [간찰588] 1912년
[35] 풍산류씨 충효당 [간찰1283] 1700년(숙종 26)
[36] 풍산류씨 충효당 [간찰1614] 1710년(숙종 36년)
[37] 풍산류씨 충효당 [간찰1870]
[38] 자크브로스, 식물의 역사와 신화, 갈라파고스, 2005
[39] 이성우, 한국식품사회사, 교문사, 1995
[40] 안동의 얼, 안동시청, 1991
[41] 김명자, 한국세시풍속, 민속원,
[42] W. Shakespeare(김종환 역), 햄릿, 셰익스피어 영한대역본, 도서출판 태일사, 2011
[43] W. Shakespeare(신정옥 역), 셰익스피어 4대 비극집, 전예원, 2006
[44] W. Shakespeare(권용호 역), 혜원세계문학12, 햄릿, 혜원출판, 2006
[45] W. Shakespeare(신정옥 역), 셰익스피어전집, 로미오와 줄리엣, 전예원, 2012
[46] 박홍현, 이영남, 떡으로 본 성서, 수학사, 2002
[47] ames A Duke, Herbs of the Bible, J Interweave Press, 1999

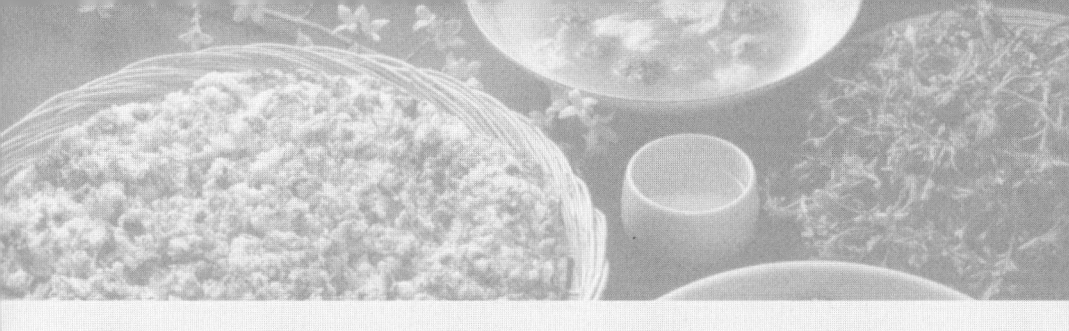

[48] Harold N. Moldenke and Alma L. Moldenke, Plant of the Bible, Kegan Paul, 2002
[49] Reese DUbin, Miracle food cures from the Bible, Prentice Hall Press, NJ , 1999
[50] 남경희, 간추린 우리나라 음식만드는 법, 효문사, 1984
[51] 장동민, 왕처럼 먹고 왕처럼 살아라, 청어출판사, 2004
[52] 정동효, 식품의 생리활성, 선진문화사, 1998
[53] Miracle food cures from the Bible, Reese DUbin, Prentice Hall Press, NJ, 1999
[54] 임경수, 식물독성학, 군자출판사, 서울, 2010
[55] 인천광역시 강화군농업기술센터, 강화약쑥, 도서출판 아카데미서적, 서울, 2007
[56] 이창복, 원색대한식물도감, 향문사, 2003
[57] 고재형 저, 김형우, 강신엽 역, 역주 심도기행, 인천대학교 인천학연구원, 244, 2008
[58] Chinese Herbal Medicine, Eastland Press, Seattle, 71~72, 1991
[59] 김수철, 항암본초, 바람과 물결, 서울, 174~175, 1992
[60] 장혜옥, 약쑥 추출물의 항위염 및 위궤양 작용, 박사학위청구논문, 서울여자대학교 대학원, 1992
[61] Mondler, Immunodetection of artemisinin in Artemisia annua cultivatied in hydroponic conditions. Phytochemistry, 33(4), 821~826, 1993
[62] 노태홍, 서관석, 수집종 쑥(Artemisia sp.)의 생육 특성 및 성분함량, 한국약용작물학회지, 1(2), 171~177, 1993
[63] 노태홍, 서관석, 수집종 쑥(Artemisia sp.)의 조기 재배 시 생육특성과 화학성분 함량, 한국약용작물학회지 2(1), 95~100, 1994
[64] 심영자, 한영실, 전희정, 참쑥의 영양성분에 관한 연구, 한국식품과학회지, 24(1), 598~604, 1992
[65] 유승원, 신비의 쑥 건강치료법, 북피아, 서울, 1998
[66] 서정범, 국어어원사전, 보고사, 2003
[67] 강화군농업기술센터, 새해농업인실용교육-특화작목 교재, 2013

찾아보기

【가】

가는잎쑥(A. subulata Anakai) · 26, 211
가당 팥앙금 ······················· 137
가려움증 ························· 228
가스 어니스(Garth Ennis) ············ 101
가슴앓이 ························· 158
가피떡[加皮餠] ······················ 90
간 ····························· 255
간 기능 개선 ····················· 160
간부전증 ························· 194
간염 ························ 151, 194
간장 ····························· 61
간장염 ··························· 154
감기 ················ 150, 151, 159, 239
감자 ····························· 132
감자녹말 ························· 132
감자떡 ··························· 203
감초 ····························· 239
갑피떡 ····························· 90
갑피병(甲皮餠) ····················· 90
강도지 ······················· 43, 66
강력밀가루 ······················· 137
강서초약(江西草藥) ················· 46
강소식약지(江蘇植藥誌) ············· 46
강장 ····························· 153
강장제 ············· 150, 151, 173, 177
강정 ····························· 153
강화 쑥냉면 ······················ 201
강화군 농업기술센터 ··············· 204
강화도호부 ······················· 217
강화부지 ·························· 66
강화사자발약쑥 ···················· 201
강화약쑥 특구 ····················· 202
개구리밥 ·························· 65
개땅쑥 ···················· 24, 47, 181
개떡 ························ 134, 135
개똥쑥 가공식품 ··················· 202
개똥쑥 달걀 ······················ 202
개똥쑥 축제 ······················ 202
개똥쑥 효소 ······················ 202
개똥쑥
   ··· 24, 46, 47, 153, 181, 184, 202, 212
개똥쑥떡 ························· 202
개사철쑥(A. apiacea Hance) ···········
                 ············· 24, 61, 186, 212
개선 ························ 148, 184
개암 ····························· 150
개제비쑥 ·························· 26
개피떡 ····························· 90
갯사철쑥(A. littoricola Kitam) ········ 212
갯쑥 ····························· 25
갯제비쑥 ·························· 26
거담제 ··························· 177
거문도 해풍쑥 ················ 201, 202
건빵 ····························· 203
건위 ····························· 63
건위제 ··························· 178
검은콩 ··························· 136

게로기(모싯대)	65	곤충	174
게맛살	133	골무꽃	150
겨우살이	65	과당(fructose)	36
결막염	164	과산화지질	140
경구투여	152	과세(過歲)	69
경남통일관	203	과식	148
경련	151, 178, 184	곽란	148
경맥	64	관광자원	201
계슬엽(鷄瑟葉)	46	관상감(觀象監)	80
계피쑥	47	관엽식물(觀葉植物)	196
고기(古記)	53	관장제	198
고려사절요(高麗史節要)	60	관절염	151
고려전	60	괄태충	174
高岭蒿	24	광주식물지(廣州植物誌)	46
고리떡[環餠]	91	광해	68
고명	132	광회전	175
고비	61	구(灸)	64
고사리	61, 65	구강	255
고삼 뿌리	154	구기자	61, 131
苦艾	24	구리(Cu)	220
고중성지방혈증	251	구약	104
고지혈증	250	구와쑥(은쑥, *A. laciniata* Willd)	27, 212
고창증	183	구충 작용	158
고추	132	구충제	173, 177
고추장	136, 237	구황음식(救荒飮食)	62
고혈압	151, 250, 251	국류	133
고형암	254	국민건강영양조사	251
고호(苦蒿)	46	국화과(Asteraceae, Compositae)	211
곡성	201	국화잎쑥	29

263

군생(群生) ················· 197
군장(君長) ················· 54
굴절률 ···················· 175
궁궁이(청궁) ············ 65, 81
귀리 ······················ 150
귀사 ······················· 67
귀주민간방약집(貴州民間方藥集) ····· 46
그늘쑥(A. sylvatica Maxam) ··· 29, 212
그라함 테일러(Graham Taylor) ··· 102
근육통 ···················· 228
글루코오스(glucose) ········· 252
금기노 ···················· 200
금쑥 ······················ 212
금오도 방풍 ················ 202
급성 간헐성 포르피린증(porphyria) ··· 119
급성 염증 ·················· 257
기능성 식품 ················ 250
기능성 향장품 ·············· 250
기능장애 ··················· 158
기침 ······················ 228
기피제 ···················· 152
김노진 ····················· 66
김정호 ····················· 66
까치수염 ··················· 61
깨 ························ 136
꿀 ························ 242

【나】

나깨 ······················ 135

나무쓴 쑥(A. arborescens) ········ 76
난생 신화(卵生神話) ··········· 55
蘭艾同焚(난애동분) ············ 17
남방민족 ··················· 55
남양반도 ··················· 148
남유럽 ···················· 205
내음력(耐陰力) ·············· 193
냉면 ······················ 237
냉이 ······················· 61
냉증 ······················ 228
冷蒿 ······················· 25
넓은 외잎쑥 ············ 29, 200
넓은잎쑥 ··················· 27
넓은잎외잎쑥(A. stolonifera(Maxi)) ··· 212
노깨 ······················ 135
노화 촉진 ·················· 250
녹엽 단백질원 ··············· 34
농경민족 ··················· 55
농림축산식품부 ·············· 201
뇌질환 ···················· 178
누혈 ······················ 148
누호채 ····················· 46
능엄경언해 ·················· 15

【다】

다가불포화지방산 ············ 37
다북쑥(蔘蕭) ················ 66
다임 ······················ 131
단계통군 ··················· 215

단군 왕검(檀君 王儉) ······················ 54
단군신화 ······································ 53
단백질 ································ 220, 249
단양(端陽) ·································· 80
단오 ·· 79
단옷날 ·· 80
단일불포화지방산 ························ 37
달래 ·· 58
담쟁이 ······································· 150
담즙 분비 촉진제 ······················ 177
담즙 분비 ································· 254
당 ··· 249
당구르 ·· 54
당굴 ·· 54
당귀 ·· 140
당근 ·································· 132, 141
당뇨병 ······························· 151, 251
당대사 ······································ 253
당진(초락도) ····························· 222
당진시 농업기술센터 ················ 201
당화헤모글로빈 ························ 252
대동지지 ···································· 66
대사성 질환 ····························· 251
대사증후군 ······························· 251
대산(大蒜) ·································· 58
대서 ·· 231
大籽蒿 ·· 29
대장 ·· 255
대장균 ······································ 150

대추 ·································· 136, 239
대하 ·· 63
대한약전 ·································· 218
댓잎[竹葉] ·································· 67
더덕 ·· 61
더위지기(*Artemisia iwayomogi* Kita-mura) ···························· 24, 26, 193, 212
덤불쑥(*A. rubripes* Nakai) ······ 28, 212
도꼬마리 ······························ 61, 65
도버해협 ·································· 198
도한(盜汗) ································ 184
독두산(獨頭蒜) ·························· 58
돌산 갓김치 ····························· 202
동국세시기(東國歲時記) ······· 59, 87
동국여지승람 ··························· 217
동동(動動) ································ 90
동문선 ·· 65
동의보감(東醫寶鑑) ············ 62, 218
된장 ·································· 136, 237
드라쿵쿨루스(dracunculus) ········ 168
디프테리아균 ··························· 150
땀띠 ·· 238
떡류 ·· 134

【라】

蘿(쑥 라) ···································· 16
라비고트 ·································· 167
락톤류 ·· 41
럼주 ·· 161

265

레몬즙 ·· 144
레물라드 ·· 167
로숀 ·· 198
로알드 달(Roald Dahl) ···················· 102
로즈메리 ·· 131
籟(맑은 대쑥 뢰) ································· 16
蔞(쑥 루) ·· 16
루이스(C. S. Lewis) ························ 102
류머티즘 ···························· 151, 157, 228
류정호(柳廷鎬) ··································· 74
리그난 ··· 249
리놀렌산 ·· 220
리차드 루카스 ·································· 161

【마】

마그네슘(Mg) ···································· 220
마뇨호(馬尿蒿) ··································· 46
마늘 ······································ 58, 132, 136
마니산 ··· 217
마라 윌슨(Mara Wilson) ················ 102
마른 청어 ··· 61
마리 코렐리(Marie Corelli) ············ 102
마비 ·· 151
마제병(馬蹄餠) ··································· 87
麻中之蓬(마중지봉) ························· 16
마편초 ··· 150
만두 ·· 237
만성 간혈열 ······································ 184
만성 위염 ·· 154

만성설사 ··· 63
만주족 ··· 56
말 ··· 65
말라리아 ·· 184
말라리아원충 ··································· 183
말산 ·· 41, 173
맑은대쑥 ···················· 26, 47, 200, 212
망종 절기 ·· 230
망초 ··· 48
매칭 방식 ·· 201
맹자 ··· 68
메밀 ·· 132
메밀가루 ·· 132
메밀말이 ·· 132
메틸렌다이옥시벤젠
(methylene-dioxybenzene) ············ 153
메틸알코올 ······································· 117
멥쌀 ··· 135
멧미나리 ··· 65
면류 ·· 132
면역 ·· 153
멸치 ·· 132
명아주 ··· 61
명천쑥 ··· 212
모기쑥 ··· 24
모노기닌 ·· 153
모노테르펜(monoterpene) ············ 113
모리스 메세게(Maurice Messegue) ··· 164
모발 ··· 202

모시조개 ⋯⋯⋯⋯⋯⋯⋯⋯⋯⋯⋯⋯ 132	발열 ⋯⋯⋯⋯⋯⋯⋯⋯⋯⋯⋯⋯⋯ 151
모찌떡 ⋯⋯⋯⋯⋯⋯⋯⋯⋯⋯⋯⋯⋯ 130	발한 촉진제 ⋯⋯⋯⋯⋯⋯⋯⋯⋯ 177
모쿠자(もくざ) ⋯⋯⋯⋯⋯⋯⋯⋯ 169	발현 억제 ⋯⋯⋯⋯⋯⋯⋯⋯⋯⋯ 252
牡蒿 ⋯⋯⋯⋯⋯⋯⋯⋯⋯⋯⋯⋯⋯⋯ 26	밥류 ⋯⋯⋯⋯⋯⋯⋯⋯⋯⋯⋯⋯⋯ 131
목판 ⋯⋯⋯⋯⋯⋯⋯⋯⋯⋯⋯⋯⋯⋯ 248	방부제 ⋯⋯⋯⋯⋯⋯⋯⋯⋯ 173, 177
蒙古蒿 ⋯⋯⋯⋯⋯⋯⋯⋯⋯⋯⋯⋯⋯ 27	방약합편(方藥合編) ⋯⋯ 43, 64, 217
무가(巫歌) ⋯⋯⋯⋯⋯⋯⋯⋯⋯⋯ 86	방향제 ⋯⋯⋯⋯⋯⋯⋯⋯⋯⋯⋯⋯ 172
무기질 ⋯⋯⋯⋯⋯⋯⋯⋯⋯⋯ 35, 37	배당체 ⋯⋯⋯⋯⋯⋯⋯⋯⋯⋯⋯⋯ 249
무당(巫堂) ⋯⋯⋯⋯⋯⋯⋯⋯⋯⋯ 54	백령도 ⋯⋯⋯⋯⋯⋯⋯⋯⋯ 148, 215
무릎관절염 ⋯⋯⋯⋯⋯⋯⋯⋯⋯⋯ 228	백령도쑥 ⋯⋯⋯⋯⋯⋯⋯⋯⋯⋯ 43
무쇠솥 ⋯⋯⋯⋯⋯⋯⋯⋯⋯⋯⋯⋯ 244	백반 ⋯⋯⋯⋯⋯⋯⋯⋯⋯⋯⋯⋯⋯ 143
문진(問診) ⋯⋯⋯⋯⋯⋯⋯⋯⋯⋯ 64	백애(白艾) ⋯⋯⋯⋯⋯⋯⋯⋯⋯⋯ 65
문화자원 ⋯⋯⋯⋯⋯⋯⋯⋯⋯⋯⋯ 201	백합 ⋯⋯⋯⋯⋯⋯⋯⋯⋯⋯⋯⋯⋯ 65
물쑥 ⋯⋯⋯⋯⋯⋯ 28, 46, 153, 200, 212	백혈병 세포 ⋯⋯⋯⋯⋯⋯⋯⋯⋯ 184
물엿 ⋯⋯⋯⋯⋯⋯⋯⋯⋯⋯⋯⋯⋯ 156	백화호 ⋯⋯⋯⋯⋯⋯⋯⋯⋯⋯⋯⋯ 193
미나리 ⋯⋯⋯⋯⋯⋯⋯⋯⋯⋯ 61, 136	버무리 ⋯⋯⋯⋯⋯⋯⋯⋯⋯⋯⋯⋯ 134
민속요법 ⋯⋯⋯⋯⋯⋯⋯⋯⋯⋯⋯ 145	버섯 ⋯⋯⋯⋯⋯⋯⋯⋯⋯⋯⋯⋯⋯ 133
밀가루 ⋯⋯⋯⋯⋯⋯⋯⋯⋯⋯ 132, 242	蘩(흰산쑥 번) ⋯⋯⋯⋯⋯⋯⋯⋯ 16
밀기울밥 ⋯⋯⋯⋯⋯⋯⋯⋯⋯⋯⋯ 62	벌독 ⋯⋯⋯⋯⋯⋯⋯⋯⋯⋯⋯⋯⋯ 184
	범부채의 뿌리 ⋯⋯⋯⋯⋯⋯⋯⋯ 65
【바】	베르나르두스(1090~1153) ⋯⋯⋯ 108
바닷가쑥(A. fukudo Mak) ⋯⋯ 25, 212	베아르네즈 ⋯⋯⋯⋯⋯⋯⋯⋯⋯⋯ 167
바이러스 ⋯⋯⋯⋯⋯⋯⋯⋯⋯⋯⋯ 254	베이킹파우더 ⋯⋯⋯⋯⋯⋯⋯⋯ 137
박신지 ⋯⋯⋯⋯⋯⋯⋯⋯⋯⋯⋯⋯ 94	베인 상처 ⋯⋯⋯⋯⋯⋯⋯⋯⋯⋯ 159
박주가리 ⋯⋯⋯⋯⋯⋯⋯⋯⋯⋯⋯ 61	벤 템플스미스(Ben Templesmith) ⋯ 101
박하 향 ⋯⋯⋯⋯⋯⋯⋯⋯⋯⋯⋯⋯ 201	벽사장(劈邪杖) ⋯⋯⋯⋯⋯⋯⋯⋯ 77
반 고흐 ⋯⋯⋯⋯⋯⋯⋯⋯⋯⋯⋯⋯ 118	변비 ⋯⋯⋯⋯⋯⋯⋯⋯⋯⋯⋯⋯⋯ 159
반대기 ⋯⋯⋯⋯⋯⋯⋯⋯⋯⋯⋯⋯ 135	변혈 ⋯⋯⋯⋯⋯⋯⋯⋯⋯⋯⋯⋯⋯ 184
발모 ⋯⋯⋯⋯⋯⋯⋯⋯⋯⋯⋯⋯⋯ 202	병와집 ⋯⋯⋯⋯⋯⋯⋯⋯⋯⋯⋯⋯ 66

보리개떡	203
보리범벅	62
보리주먹밥	203
보릿짚	61
보풀떡	88, 89
복강내주사	152
복령가루	154
복부 비만	251
복족류(腹足類)	174
복통	63, 148, 158, 159, 160
복효근	95
본초강목(本草綱目)	46, 57, 63, 82, 218
본코브스키(Bonkovsky)	119
蓬(쑥 봉)	16
蓬頭垢面(봉두구면)	17
봉래(蓬萊)	76
蓬門(봉문)	16
蓬生麻中不扶自直(봉생마중불부자직)	17
蓬室(봉실)	17
蓬轉(봉전)	17
蓬蓽(봉필)	17
부꾸미	136
부덕쑥	194
부들	61
부스럼	63, 239
부엉다리쑥	212
부인냉병	156
부인대하	63
부인병	140, 150
부재료	132, 133
부추	58
부침가루	136
북미	211
북반구	211
북방민족	55
북어	61
북유럽	205
분류학	214
분자생물학	214
불로초(不老草)	77
불임증	156
브랜드화	213
비단쑥(*A. lagocephala var. triloba*(Ledeb) Herd.)	212
비단쑥	27
비로봉쑥	24
비름	61
비만	251
비만 억제	250
비변사(備邊司)	68
비빔밥	131
비쑥	28, 45, 47, 212
비위	64, 150
비중	175
비출혈	63
비타민 A	220
비타민 및 무기질	249

비타민 ··· 35
濱艾 ··· 25
빌 와터슨(Bill Watterson) ··························· 101
뺑대쑥 ·· 25
뺑쑥(A. feddei Leveille et Vaniot) ················
·· 25, 48, 212
뽕잎 ··· 155

【사】

사마천(司馬遷) ··· 33
사망 ··· 151
사열(瀉熱) ··· 64
사염화탄소 ··· 152, 253
사이토카인 ·· 257
사자발쑥 ··· 43, 217
사자족애(獅子足艾) ···················· 43, 66, 217
사철쑥(Artemisia capillaris Thunberg) ········
·· 24, 36, 146, 212
사출상(射出狀) ·· 175
사포닌 ·· 249
삭전(朔奠) ·· 68
산가 ··· 175
산떡[饊餠, 꼽장떡] ····································· 91
산림경제(增補山林經濟) ························ 88
산성 분획 ·· 249
산성화 ·· 159
산쑥(A. montana Pamp.) ····························
·· 28, 153, 194, 212
산야초 ·· 202

산욕열 ·· 184
산청 ··· 201
산토닌 ·· 152
산토닌쑥(Artemisia maritina) ···· 27, 198
산한(散寒) ·· 63
산화적 스트레스 ······································· 250
산후 조리 ·· 238
산흰쑥(흰쑥, A. sieversiana Willd) ········
·· 29, 212
살리실산(salicylic acids) ························ 41
살충 ··· 58
삶은 쑥 ·· 136
삼국유사 ··· 53
삼발이 ·· 245
삼백초 ·· 61
삼베천 ·· 245
삼신산(三神山) ·· 76
삼지구엽초(음양곽) ·································· 156
삼짇날 ·· 90
삼칠일(三七日) ·· 84
삼회우상(三回羽狀) ································· 171
삽주 뿌리 ··· 150, 154
상강 일 ·· 233
霜蓬(상봉) ·· 17
상해상용중초약(上海常用中草藥) ·········· 46
새삼 ··· 65
새송이버섯 ·· 141
샐러드의 향 ··· 167
생당쑥 ·· 27

269

생리 불순	155, 228
생리통	228
생이스트	137
생체방어	159
샴푸	202
서간(書簡)	74
서던우드(Southernwood)	205
서석화(徐錫華)	74
서초(瑞草)	60
석이	136
선모(腺毛, trichomes)	220
선원면	243
선점(腺點)	182
선조	67
선조부(先祖父)	239
薛(맑은 대쑥 설)	16
설사	148, 157
설탕	136
설파독신(sulfadoxine)	185
섬쑥	26
섬유질	147
섬제비쑥(A. japonica var. hallaisan-ensis)	212
성경	59
성낙희	96
성약(聖藥)	58
성용(聖鎔)	74
성형	242
세계보건기구(WHO)	186
세르팡틴(serpentine)	168
세스퀴테르펜(sesquiterpene)	219
세시기(歲時記)	82
세이지	22
세익스피어	100
세종	67
세종실록지리지	66, 217
소 군둘레(코뚜레)	91
蕭(맑은 대쑥 소)	16
소동파(蘇東坡)	130, 176
소루쟁이	61
소양 반응	257
소염 작용	145
소염	153, 159
소화기계	177
소화불량	183
소화제	177
속새	65
솔잎[松葉]	67, 136
송기개피떡	90
송기죽	62
송사(宋史)	60
송액(送厄)	87
쇠고기	133
쇠귀나물	65
쇠무릎	65
쇠비름	65
수과(瘦果)	171
수렴성 지혈	63

수릿날 … 80	식도 … 255
수면(水麵) … 91	식욕 촉진제 … 177, 178
수면제 … 173	식욕증진 … 153
수수차노치 … 62	식용 쑥(mugwort) … 104
수숫가루 … 136	식이 … 254
수지 성분 … 173	식품의약(Nutraceutical) … 255
수지 … 41	식품의약품안전처 … 131
숙면 … 228	식혜 … 237
숙신산 … 41, 173	신경 진정제 … 177
순무[菁 봉] … 61	신경과민 … 150, 151
순채 … 61	신경성 열병 … 184
슈도모나스(pseudomonas) … 178	신경질환 … 178
스웨덴 … 204	신경통 … 151, 157, 228, 238
스코르디닌 … 58	신국(神麴) … 61
스트레스 … 256	신동국여지승람 … 43
스페인 … 205	신명기 … 107
습진 … 167, 228, 237	신비의 쑥 건강법 … 165
습초(濕草) … 43, 217	신생지기(新生之氣) … 58
승검초(당귀) … 155	신선장(神仙杖) … 77
승아 … 61, 65	신약 … 104
시가(詩歌) … 70	신의(神醫) … 146
시경(詩經) … 61	신장염 … 159
시나쑥 … 212	신증동국여지승람 … 66
시네올(cineole) … 151	신토불이(身土不二) … 58
시루떡 … 134	신활력사업 … 211
시베리아쑥 … 28	실제비쑥(A. japonica var. angustissima(Kak.) Kitamura) … 212
시식(時食) … 81	
시의전서(是議全書) … 61	실제비쑥 … 26
시진(視診) … 64	실파 … 132

271

심도기행	217
심동통	67
심령술	76
심장병	159
싸자리(싸주아리)쑥	217
싸자리라	43
싸주아리쑥	43, 153, 212
쌍떡잎식물 초롱꽃목	194
쌍떡잎식물	192, 193
쑥 꽃가루	164
쑥 도라지팩	144
쑥 땅콩팩	143
쑥 목욕	145
쑥 수제비	132
쑥 아속(Subgenus Artemisia)	213
쑥 우동국수	133
쑥 팩	143
쑥 화장수	144
쑥	29, 58, 150
쑥개떡	62, 203
쑥개피떡	90
쑥겉절이	141
쑥경단	89, 237
쑥곰(환)	239, 242
쑥과자	237
쑥구리단자	88
쑥국	61, 199
쑥굴리	89
쑥김치	199
쑥단자[香艾團子]	88, 237
쑥대[蒿節]	67
쑥대밭	15
쑥떡[艾餠]	92, 199
쑥띠[艾帶]	69
쑥밀쌈	141
쑥부각	141
쑥빵	237
쑥속(Genus Artemisia)	211
쑥식초	142
쑥엿	237
쑥오일	204
쑥음료	237
쑥잎	155
쑥전	199
쑥조청	142
쑥주	142
쑥찐빵	136
쑥초	142
쑥콩나물	237
쑥타래	246
쑥탕	61
쑥환	242
쓴 쑥(A. absinthium, wormwood)	169

【아】

莪(쑥 아)	16
아낙필락시스	256

아놀드	120	압해도	215
아니스	38	艾(쑥 애)	16
아데닌	153	애기바위쑥	194
아르미애 월드	204	애기비쑥	28
아르테뉴인(arteannuin)	183	艾年(애년)	16
아르테미시닉산(artemisinic acid)	182	艾老(애로)	16
아르테미신	153	애쑥국	57
아모스	107	애엽(艾葉)	57
아미노산	249	艾草	29
아민	249	애탕(艾湯)	61
아바타출판사(Avatar Press)	101	애탕쑥	24
아세트아미노펜(acetaminophen)	152	艾蒿	24
아스페르길루스(Aspergillus)	185	액막이	87
아시아	211	액운(厄運)	87
아연(Zn)	220	앵도화채(櫻挑花采)	81
아종(subspecies)과 변종(varietas)	22	야고초(野苦草)	46
아토피성 피부염	167, 256	野艾蒿	25, 27
아포토시스(apoptosis)	250	야통호(野筒蒿)	46
악창	184	약료(藥料)	75
안태(安胎)	57, 148	약식동원(藥食同源)	58
알데히드류	117	약쑥 마사지	203
알레르기	164	약쑥 천연 염색	203
알카로이드	249	약쑥(艾葉)	43
암 발생	250	약쑥뜸 체험	203
암세포화	254	약쑥베기 체험	203
암의 억제제	151	약쑥좌훈 움집 체험	203
鴨脚艾	27	약애고(藥艾庫)	43
압생트	109	양기(陽氣)	81
압신틴(absinthin)	109, 118	양념	132

273

양파	136, 141	예레미야애가	107
양혈(養血)	184	오미자(五味子)	91
어깨결림	228	오스트리아	204
어묵	133	오월령(五月令)	90
어성초	143	오이	136
에스텔가	175	오이풀	65
에스텔류	117	오크	150
에칠알코올	113	오한	150
에칠에테르	183	옥수수	134
에텔성 유지	178	옥시토신	57
에틸 아세테이트(ethyl acetate)	249	온경(溫經)	57
여드름	143, 228, 238	옴	63
여수 쥐포	202	왕검	54
여수시	201	외[瓜 과]	61
여지도서	66	외용제	184
연산	67	외잎물쑥(*A. selengensis f. simplicifolia* Pamp.)	28, 46, 212
연자육	134		
열	150	외잎쑥(*A. viridissima*(KOM) Pamp.)	212
염기서열	214, 215		
염기성 분획	249	요모기모찌[蓬餠]	130
염류	41	요통	155, 159, 228
염증	256	요한계시록	104, 107
엽병(葉柄)	171	용당돈대	243
엿	242	용매	249
영국	204, 205	용해도	175
영조	69	용혈성 연쇄상구균	150
영주시	202	우상(羽狀)	30
영흥도	215	웅녀	54
예레미야	107	웅컴	54

원색대한식물도감	211	유전적 요인	251
圓實蒿	29	유칼리프톨	153
원좌(圓座)	198	유파틸린(eupatilin)	219, 224
원추화서(圓錐花序)	171, 175	육두구	117
원파(元坡)	74	육종	213
원행을묘정리의궤(園行乙卯整理儀軌)	61	율무쑥(A. koidzumii Nakai)	212
월경 촉진제	173, 177	으름	65
월경	155	음기	63
월경불순	62, 63, 177, 178	음식지미방(飮食知味方)	61
월계수	131	음허화왕(陰虛火旺)	46
위 기능장애	151	의약품	250
위	255	이뇨제	177, 178
위궤양	228, 248	이담 작용	159, 228
위염	248	이담	194
위장 강화제	173	이락	206
위장병	151, 153, 173, 238	이소아밀알코올	117
위호(萎蒿)	130	이스트	136
유기 살충제	198	이시진(李時珍)	82
유기산	249	이주현(李周鉉)	240
유기용매	183	이질	63
유럽	211	이차 대사산물	248
유방	255	이탈리아	204, 205
유부	133	이형상	66
유산균 발효	254	이회우상(二回羽狀)	171
유승원	165	인(P)	220
유영경	67	인도	206
유자즙	144	인도쑥	212
유전 형질	213	인슐린 저항성 검사(insulin tolerance test)	252
유전자(gene)	254		

275

인슐린 저항성 ············· 251, 252
인절미 ······················ 136, 237
인조 ································· 68
인진(茵蔯) ························ 146
茵蔯 ································· 24
인진쑥(Artemisia capillaris) ·········
································ 26, 153, 187
茵蔯蒿 ······························ 26
인첸하오[茵院蒿, 인진쑥] ······ 188
인후염 ···························· 238
일반 쑥(Artemisia princeps) ····· 198
일차 대사산물 ··················· 248
일화자제가본초(日華子諸家本草) ···· 46
임담(林墰) ························· 68
임신 촉진 ························ 178
입추 절기 ························ 232
입하 절기 ························ 230

【자】

자궁 출혈 ············· 146, 178, 228
자궁 ························ 140, 255
자극제 ···················· 151, 173
자리공 ····························· 65
자세오시딘(jaceosidin) ········· 219
자월도 ···················· 148, 153
잔까오(粘糕) ···················· 130
잔잎쑥 ················· 24, 47, 181
잠언 ····························· 107
장내 기생충 ······················ 177

장떡 ····························· 136
장작 ····························· 247
쟁피(창포) ························ 81
저비등(低沸騰) ················· 206
荻(개사철 쑥 적) ················· 16
전가기사(田家紀事) ··············· 70
전류 ····························· 138
전분 ······························· 41
점조화 ·························· 248
정상 세포 ······················ 254
정성 ···························· 242
정유 ···················· 35, 41, 172
정읍시 농업기술센터 ·········· 201
정장 작용 ······················ 151
정혈 작용 ······················ 228
정혈(淨血) ······················ 153
제2형 당뇨병 ··················· 250
제민요술(齊民要術) ··············· 61
제비쑥(Artemisia japonica Thunb.) ·····
······················ 26, 153, 192, 212
제사장 ···························· 54
제습(除濕) ······················· 63
조경(調經) ······················· 57
조림 ···························· 139
조북시미 ························· 62
조선무쌍신식요리제법(朝撰無雙新式料理製法)
··································· 89
조선요리제법(朝鮮料理製法) ····· 89
조열(朝熱) ······················ 184

조혈	149
족두리풀	65
졸심통(卒心痛)	63
종(species)	22
종간(interspecies)	220
종내(intraspecies)	220
종양	151
종우	239
주병초(酒餅草)	46
주부습진	143
주사(朱砂)	80
주자소(鑄字所)	67
죽류	131
죽순	61
줄풀	61
중오절(重午節)	80
중풍	151, 158, 238
증맥 방약합편(證脈 方藥合編)	67
증산쑥	24
지방산	249
지방질	249
지조소(紙造所)	67
지질대사	253
지통(止痛)	63
지혈	63, 151, 153, 184, 228
지혈약	160, 218
지혈제	177, 178
진경(鎭痙)	149
진도	215
진배(進排)	69
진액	246
진정제	151, 172
진통	149, 153
질경이	65, 150
질산칼륨	41
질환 모델 동물	252
짐빔(Jimbeam) 위스키	161
찐보리	62
찐빵	134
찜질약	198

【차】

차류	139
참쑥(*Artemisia lavandulaefolia*)	25, 27, 37, 153, 191, 212
찹쌀가루	136
찹쌀죽	242
창원시	203
창포	65, 117
창포대[蒲節]	67
채호(采蒿)	70
처서일	232
천궁	140
천년애(千年艾)	81
천손 신화(天孫神話)	55
천식	178, 228, 256
천연 피임약	206
천제(天帝)	55

천중적부(天中赤符) ················ 80	칡뿌리 ································ 65
천중절(天中節) ······················ 80	칡뿌리떡 ···························· 62
철(Fe) ································ 220	침(針) ································ 64
청·홍피망 ·························· 141	칭하오[青蒿] ······················ 183
청국장 ······························· 237	
청열(淸熱) ·························· 184	【카】
青蒿 ···································· 24	카나비노이드(cannabinoid) ······ 114, 115
체액 ·································· 159	칼국수 ······························· 237
초고 ···································· 47	칼륨(K) ······························ 220
초락도 ································ 44	칼빈(Calbin) ······················ 101
초롱꽃목 ···················· 192, 193	칼슘 ·································· 220
초파일 ································ 79	캔디 ·································· 237
총떡 ································· 136	컴프리 ······························· 150
총상화서(總狀花序) ········ 30, 175	코피 ···························· 63, 238
총아미노산 ·························· 37	콜린 ·································· 153
총유리아미노산의 함량 ········· 35	쿠마린 유도체 ············ 178, 205
최명자 ································ 93	쿠마린(coumarin) ·············· 159
최일남 ································ 98	쿠사모찌[草餠] ·················· 130
萩(사철쑥 추) ······················ 16	큰꽃사철쑥 ·························· 24
추호(秋蒿) ·························· 46	큰비쑥(바다가쑥) ················ 212
춘곤증 ······························· 162	큰제비쑥(*A. fukudo* Makino) ··· 212
출어 고사 ···························· 84	클레브시엘라(Klebsiella) ····· 189
출혈 ·································· 148	타라곤(tarragon) ················ 167
치네올 ······························· 153	타래쑥 ······························· 212
치통 ·································· 158	타박상 ························ 173, 238
치한(治寒) ·························· 160	타타루스출판사(TarttarusPress) ······ 101
七年之病求三年之艾(칠년지병구삼년지애) ·································· 17	탄닌 ···························· 41, 173
칡 ······································ 61	탄수화물 ···················· 220, 249
	탈모 ·································· 202

탈지분유	136
탕류	133
탕액편	218
태(胎)	160
태동불안	63
태루(胎漏)	64
택사	61
터펜	249
털비쑥	28
털산쑥(*A. sacrorum subsp. manshurica* Kitamura)	212
털산쑥	25
테르펜	249
텡그리	54
토사(吐瀉)	150, 160
토사곽란	238
토자호	193
토템	54
토혈	63, 150
통경(通經)	63
통증 완화	151, 161
투석 환자	167
튀김류	139
튜존(thujone)	113, 173
트리텔펜	178
특허청	201

【파】

파	58, 136
팔미틴산	220
팥소	136
페넬(fennel)	38
페놀산	249
펜델(Pendell)	114
펜토바르비탈(pentobarbital)	153
펩티드(peptide)	249
편도선염	238
편두통	159
편작	146
폐	255
폐결핵	154
포르피린증	119
포름산(formic acid)	41
포엽(苞葉)	197
포피 브라이트(Poppy Z. Brite)	102
포화지방산	37
폴리아세틸렌	249
표고	136
표본	214
풍한	63, 160
프랑스	204
프로파일링(profiling)	214
플라노보이드(flavonoid)	160, 178, 219, 249
피부미용	159, 228
피클	167
피하주사	152
핀란드	204

【하】

하이드록시쿠마린(hydroxycoumarin) ··· 159
하제 ·· 177
하혈 ················· 63, 148, 150, 156, 239
한국약용식물도감(韓國藥用植物圖鑑) ·· 63
한라쑥 ·· 26
한방 사상체질 ···································· 203
한습(寒濕) ·· 63
한약제 ·· 239
한인진 ·· 194
한증막 ·· 240
함평만 ·· 215
항경련 ······································ 172, 173
항경련제 ··· 177
항균 ··· 172
항기생충 ··································· 152, 173
항동맥경화 ······································· 252
항말라리아성 ···································· 219
항부패성 ··· 173
항산화 작용 ······································ 145
항산화 효과 ······································ 160
항산화 효소 ······································ 254
항산화능 ··· 253
항산화제 ··· 153
항세균식물 ······································· 183
항알레르기 ································ 256, 257
항암 효과 ··· 254
항염증 ······································ 173, 257
항원-항체 반응 ·································· 256

항종양 ·· 173
해독 ··· 153, 158
해독작용 ·· 58
해애(海艾) ···································· 66, 74
해열 ··· 159
해열제 ································ 158, 173, 184
해열진통 작용 ··································· 158
핵산 ··· 249
햄릿 ··· 100
향고 ··· 47
향고초(香苦草) ··································· 46
향사초(香絲草) ··································· 46
향약구급방 ··· 65
향약대사전(鄕藥大事典) ······················ 63
향약집성방(鄕藥集成方) ······················ 63
향정신성 ··································· 113, 117
현삼 ··· 65
현종 ··· 69
혈구(穴口) ··· 64
혈압 ··· 147
혈액순환 ··· 228
혈액암 ·· 254
형질 ··· 214
호두 ··· 136
호박 ··· 132
호박범벅 ·· 62
호초(蒿草) ··· 75
호프 ··· 172
홍성 ··· 201

홍익인간	54
화남 고재형	217
화도돈대	243
화두(花頭)	171
화면(花麵)	91
화상	228
화전(花煎)	91
화타	146
환	242
환경 오염	256
환웅(桓雄)	53
환인(桓因)	53
활성산소	147
활혈	153
황달	151, 184, 194
황보인	67
황색 포도상구균	150
황색시증	121
황해쑥	24, 186, 212
황향호(黃香蒿)	46
황호(黃蒿)	46
황화호(黃花蒿)	46
회충	148
茴蒿	26
횡수(橫數)	85
횡수막이	85
횡재(橫財)	85
횡재(橫災)	86
효종	68

후추	132
휘발성 유지	205
휘발성 정유 성분	249
흑미	136
흡연	254
흥분제	177
흰굴참나무	150
흰더위지기(*A. iwayomogi* Kitamura f. *discola* T. Lee)	194, 212
흰사철쑥	194, 212
흰산쑥(*A. sacrorum var. vestita* Kitam)	25, 212
흰쑥(*A. stelleriana* Bess)	29, 212
흰털산쑥	25

【A】

A. aborescens	206
A. abrotanum(southernwood)	32
A. abrotanum	178
A. absinthium(wormwood)	32
A. absinthium	206
A. annua(Sweet wormwood, Ambrosia)	32
A. arborescens	32, 195
A. campestris(Field Southernwood)	195
A. douglasisna	196
A. herba alba	206
A. montana	31

A. pallens ·· 206
A. pontica(Roman Wormwood) ······196
A. ponticum(Roman wormwood) ·····31
A. racuncunus(French tarragon, Estragon) ··· 33
A. tridentata(sage brush) ················ 31
A. verlotiorum ································ 197
A. vulgaris ·· 31
A. vulgaris ······································ 205
abrotanin ··· 179
abrotanum(Southernwood, Lad's love or Old man) ···································· 31
abrotonon ·· 179
absinthe wormwood ······················ 170
absinthic acid ··································· 41
absinthin ································ 41, 172, 221
absinthine ······································· 173
absinthium ······································ 170
absinthol ·· 39
adenine ·· 35
Adolphe Monticelli ························ 123
Alfred Jarry ··································· 123
alkaloid ·· 35
Alpine mugwort ····························· 199
anabsinthin ······························· 41, 172
anabsinthine ··································· 173
Annual Wormwood ························ 47
arabsin ·· 41
arcapillin ································· 38, 159

Armoise oil ····································· 206
artabin ·· 41
artametin ··· 41
Artemis ·· 19
artemisan ·· 206
Artemisia absinthium ···················· 40
Artemisia afra ······························· 197
Artemisia austiaca ························· 40
Artemisia brevifolia ······················· 40
Artemisia campestris ····················· 40
Artemisia capillaris ························ 40
Artemisia coerulescens ·················· 40
Artemisia douglasiana ················· 199
Artemisia dracunculus ················· 167
Artemisia fukudo ··························· 40
Artemisia glacialis ························ 199
Artemisia japonica ························ 40
Artemisia klotzchiana ···················· 40
Artemisia kurruamensis ················ 40
Artemisia maritima ······················· 40
Artemisia nilagirica ······················· 40
Artemisia norvegica ····················· 199
Artemisia oil ·································· 206
Artemisia piacea ···························· 40
Artemisia stelleriana ···················· 199
Artemisia verlotiorum ·················· 199
Artemisia vestita ···························· 40
Artemisia vulgaris ························· 40
Artemisia vulgaris ······················· 199

Artemisia	19
Artemisia	199
artemisiaketone	38
Artemisia속(쑥속)	21
artemisinin	182
Arthur Rimbaud	122
ascorbic acid	36
astabsin	41
Asteraceae family	21
ayanin	160
azulene	41, 172

【B】

Bacillus dysentriae	178
Bacillus subtilis	178
Bacillus typhi	178
bisabolene	41
borneol	37, 221
bug	21

【C】

cadinene	41, 172
caffeic acid	38, 159
camphene	41
camphor	37, 221
capillarisin	159
carcinogen	254
caryophyllene	37, 221
cellulose	36

Charles Baudelaire	122
Chinese mugwort	199
chlorogenic acid	38, 159
choline	35
Chornobyl	21
Chrysathemum weed	174
cineol	36, 221
cineole	35, 178
column chromatography	249
common wormwood	170
Compositae	21
coumarin	37, 221
cubebene	221
curcumene	37
cyclooxygenase-2 (COX-2)	255

【D】

d-galactosamine	253
Diana	19
diterpenoid	249
Douglas' mugwort	199
drakontion	168

【E】

E. coli	178
Edgar Degas	122
Edouard Manet	122
Ernest Dowson	122
Ernest Hemingway	123

esculetin-6 ······················· 38
esuletin-6 ························ 159
ethyl acetate ···················· 249
eucariton ························· 38
eugenol ··························· 221
eupafoin ·························· 222
eupatilin ·························· 222

【F】

Felon herb ······················· 174
felon herb ························ 19
flavonoid ·························· 249
flavonoids ························ 205
fly ································· 21

【G】

galactose ························· 36
glucose ··························· 36
glutamic acid ···················· 35
glutathione peroxidase ········ 254
glutathione reductase ·········· 254
grand wormwood ··············· 170

【H】

HDL-콜레스테롤 ················ 251
hemicellulose ···················· 36
Henri de Toulouse-Lautrec ········· 122
Hoary mugwort ················· 199
HPLC ····························· 115

humulene ·························· 37

【I】

Ilias ······························· 19
inducible nitric oxide synthase(iNOS)
································ 255
IUPAC(순수 및 응용화학자 국제연합) ······
································39, 114

【J】

jaceosidin ························ 222
Juniperus scopulorum ············ 40

【K】

kaempferol 3-glucoside ········ 160
ketopelenolide ··················· 41

【L】

lactic acid dehydrogenase ······· 254
Lad's love ························ 23
Lamiaceae(차조기과) ············· 22
Lemon plant ······················ 23
leucine ···························· 35
linalool ······················· 37, 221
linoleic acid ······················ 36
linolenic acid ················ 35, 36

【M】

madderwort ······················· 170

maltose	36
mannitol	36
marker	214
MDME(microsomal drug metabolizing enzymes)	153
Monoterpene thujone	221
monoterpene	221
monoterpenoid ketone	38
monoterpenoid	249
motherwort	19
mucgwyrt	20
mug	20
muggi	20
mugwort or common wormwood	199
mugwort	19, 22, 199
myia	21

【N】

Naughty man	174
n-butanol	249
nerol	41
neutral detergent fiber(NDF)	36
n-hexane	249
Norwegian mugwort	199

【O】

Old man	23, 175
Old uncle Henry	174
old woman	19

oleic acid	37
Oscar Wilde	122

【P】

Pablo Picasso	123
palmitic acid	36
Paul Gauguin	123
Paul Verlaine	122
peptide	249
phelladrene	172
phellandrene	41
phenylpropanoid	249
p-hydroxyacetophenone	38, 159
phytol	37
pinene	41, 221
Plasmodium falciparum	190
proline	35

【Q】

quercetin 3-glucoside	160

【R】

Russian wormwood	26
rutinoside	160

【S】

sabinene	37
sage	38
sagebrush	22

sages	22	tarkhoum	168
Sailor's tobacco	174	tarragon	22
Salvia officinalis	40	terpineol	37, 221
Salvia triloba	40	*Thuja occidentalis*	41
Salvia속	22	*Thuja orientalis*	41
salviol	39	*Thuja plicta*	41
scoparone	38, 159	thuja	38
scopoletin	38, 159	thujone	35, 38, 172, 178, 221
Sea wormwood	27	thujyl acetate	41
sesamin	222	thujyl alcohol	172
sesquiterpene lactone	184, 205	thujyl isovalerate	41
sesquiterpene lactones	174	thujyl oil	41
sesquiterpene	35	thujyl palmitate	41
sesquiterpenes	249	transaminase(AST & ALT)	253
sesquiterpenol	35	triterpene	206
Siberian wormwood	27	triterpenoid	249
Southern wormwood	23	*Tsuga canadensis*	41
southernwood	22, 23		
St. John's plant	175	**【U】**	
Staphylococcus aureus	178	urt	21
steroid	249		
streptococci	178	**【V】**	
suku	15	valine	35
superoxide dismutase	254	vermouth	38
sweet wormwood	183	Vincent Van Gogh	123
【T】		**【W】**	
tanacetone	39	White wormwood	27
Tanacetum vulgare	41	Wild wormwood	174

wormwood oil	178
Wormwood Review	102
Wormwood Street	103
Wormwood	19, 22, 102, 103, 170
wort	20
wuertz	20
wurz	21
wyrt	20

【Y】

Yomogi	28

【기타】

1,8-cineol	37
2회 깃꼴[二回羽狀]	193
3,6,6-trimethyl norpinanol	37
7-dimethylether	159
7-dimethylether	38
7-methoxy coumarin	37
7-methoxy	37
α-copaene	37
β-carotene	36
β-farnesene	37
β-thujone	37

쑥의 세계

2014년 4월 8일 1판 1쇄 인쇄
2014년 4월 14일 1판 1쇄 발행

지은이 | 박홍현·이성동
펴낸이 | 박정태
편집이사 | 이명수 감수교정 | 정하경
편집부 | 전수봉, 위가연, 김안나
마케팅 | 조화묵, 박용대 온라인마케팅 | 김찬영
펴낸곳 | 북스타
출판등록 | 2006. 9. 8. 제 313-2006-000198호
주소 | 파주시 파주출판문화도시 광인사길 161 광문각빌딩 4층
전화 | 031-955-8787 팩스 | 031-955-3730
E-mail | kwangmk7@hanmail.net
홈페이지 | www.kwangmoonkag.co.kr

ISBN 978-89-97383-31-3   13590
값 16,000원

이 책은 무단전재 또는 복제행위는 저작권법 제97조5항에 의거
5년 이하의 징역 또는 5,000만 원 이하의 벌금에 처하게 됩니다.

잘못된 책은 구입한 서점에서 바꾸어 드립니다.